MASSAGE DU YONI ET LINGAM

Guérison tantrique à travers l'énergie sexuelle

JESUS CEDIEL

Contents

A Diego Jimenez, sans qui tout cela n'aurait pas été possible.

Introduction

L'essence ultime du massage est toujours la CONSCIENCE, la PRÉSENCE. On ne peut pas toucher sans être touché. Dans le massage tantrique, le donneur et le receveur fusionnent dans une sorte de méditation dynamique. Nous utilisons le contact physique pour promouvoir la santé, l'harmonie et le plaisir. Nous utilisons le contact physique pour élargir la conscience corporelle et spirituelle grâce à un massage conscient et aimant, dans un état de vigilance et d'acceptation de l'autre, sans jugement.

Le massage conscient touche à partir de la conscience, de l'observation, de l'attention au mouvement rythmique de la respiration, aux battements du cœur. Inspirer... Expirer...

Le massage sexué conscient comprend des passes fluides et rythmées qui éveillent la conscience tendino-musculaire, osseuse et organique. Les pressions superficielles alternent avec les pressions plus profondes, en suivant les lignes énergétiques appelées "méridiens" en acupuncture chinoise ou shiat-shu japonais. Le corps physique est libéré des tensions et des peurs, ainsi que de leurs répercussions sur les autres centres énergétiques.

Le massage sexué conscient est une expérience libératrice basée sur le principe de l'action juste du karma yoga, qui encourage l'action sans attachement au résultat. Le thérapeute est en phase avec la source universelle d'amour, canalisant les énergies de guérison et d'harmonie par le toucher et les mettant à la disposition du receveur. Par ce processus, le masseur déverse ces énergies dans tous les organes du corps, les glandes et les chakras. Il s'agit d'un acte transcendant qui a des répercussions dans la vie quotidienne.

Lorsque vous devez donner un massage conscient, vous devez comprendre que vous et la personne que vous allez masser êtes bien plus qu'un corps physique. Vous n'êtes pas seulement de la matière. Vous êtes aussi de l'énergie intelligente, de l'énergie émotionnelle, de l'énergie consciente et inconsciente.

Lorsque vous massez, sentez leur énergie, leur présence intérieure et laissez votre énergie, votre présence intérieure commencer à jouer avec la leur.

Remplissez les espaces vides... favorisez le vide de ceux qui sont pleins... circulez... respirez. Vous êtes la méditation en action... dansez... respirez... fondez... sépa rez... fondez à nouveau... respirez... observez... sans jugement... ne pensez pas... respirez...

Dans les cours de massage conscient, vous apprendrez la technique. L'étape suivante consistera à l'oublier afin de pouvoir l'utiliser dans l'état de non-esprit.

Ce livre a été créé dans l'intention de servir de support aux cours de massage conscient que j'enseigne, afin que les étudiants puissent avoir une référence écrite de ces cours pratiques et expérimentaux, qui sont sans aucun doute essentiels pour développer les compétences et les capacités nécessaires à la formation d'un massothérapeute professionnel.

À cette fin, j'ai divisé par sections des aspects importants tels que la préparation de la salle, les instruments, les outils et les manœuvres de massage, ainsi que des sections spéciales consacrées au massage érotique et tantrique. Vous trouverez également une section spéciale sur la thérapie de libération de la mémoire cellulaire (CMLT), qui est pratiquée dans le cadre du massage Yoni et Lingam.

Le massage est l'un des traitements médicaux les plus anciens. Dans les cultures traditionnelles, en particulier dans les cultures orientales, il est admis qu'un massage est bénéfique pour la santé. En Occident, bien que sa valeur soit reconnue depuis longtemps dans le domaine du sport, ce n'est que relativement récemment que cette reconnaissance a été étendue à d'autres domaines de la médecine. L'effet du massage n'est pas seulement physique, mais s'étend au niveau psychologique et au-delà. L'un des avantages du massage est qu'il est agréable à donner et à recevoir. Il existe différents types de massage, en fonction du but à atteindre.

Le Tantra est une voie ésotérique orientale qui utilise la sexualité comme moyen de développement spirituel, et le massage tantrique est basé sur ces enseignements. En Occident, pendant des centaines d'années, des modèles médicaux et scientifiques mécanistes ont abordé la sexualité comme un système de plomberie. En Orient, en revanche, on a toujours su que la sexualité se déployait sous de nombreux autres aspects, dont le mécanique n'est que l'un d'entre eux.

La connaissance de la sexualité et de ses différentes pratiques était déjà décrite dans le célèbre Kama-Sutra, un texte de la tradition hindoue. Considéré comme l'ouvrage de base sur l'amour dans la littérature sanskrite, il a été écrit par Vatsiaiana. Le titre complet est Vātsyāyana kāma sūtra ("Aphorismes de Vatsiaiana sur la sexualité"). Chronologiquement, l'auteur est placé dans la période Gupta (240-550 ap. J.-C.). Cependant, le Kama-Sutra n'est pas le livre de contorsionnisme et d'aérobic sexuel que les Occidentaux décrivent, mais un guide de vie dans lequel les postures sexuelles ne sont pas la valeur la plus importante.

Le massage tantrique ne peut être compris qu'à partir des coordonnées de la philosophie orientale, car, dans la perspective occidentale, il est considéré exclusivement comme une pratique sexuelle. Ce type de massage est donc basé sur la connaissance du corps et de son potentiel énergétique et, en ce sens, il est apparenté à d'autres types de massages orientaux : ayurvédique, shiatsu, etc.

Le massage occidental cherche des buts et des objectifs, alors que le karma-yoga ne cherche pas des objectifs mais l'expérience en soi. Par conséquent, dans ce type de massage, l'orgasme n'est pas recherché comme une fin, son but étant plus large. Il s'agit d'apprendre à connaître son propre corps, ses zones érogènes et d'atteindre ainsi un sentiment de plénitude physique et spirituelle. Le contact corporel est la technique la plus utilisée, mais les plumes, les tissus et les cotons peuvent également être utilisés pour augmenter la perception sensorielle.

D'autre part, les techniques de massage conscient sont idéales pour stimuler la relation physique et émotionnelle du couple. Si le bénéficiaire du massage est un homme, la masseuse doit stimuler le Lingam, l'organe génital masculin. Inversement, si la personne massée est une femme, c'est son Yoni qui doit être stimulé.

Le tantrisme appliqué au massage vise à activer la sensibilité et la sensualité et, en même temps, à stimuler le toucher et le langage corporel. Selon le tantrisme, les sens doivent être activés, car c'est par eux que nous entrons en contact avec la vie. Dans cette optique, le sens principal du massage tantrique est le toucher : le toucher conscient. En même temps, les techniques utilisées sont combinées à une bonne respiration.

Ce que font vos mains est moins important que ce que fait votre essence spirituelle à travers vos mains. Le toucher conscient est une expérience qui vous met en contact avec des parties de l'âme de votre partenaire.

Dans la société actuelle, qui est tellement entravée par les conventions et les inhibitions, il est difficile d'entrer en contact avec le moi qui se cache sous l'armure. Le tantrisme et le taoïsme vous apprennent à faire confiance à votre intuition, en agissant sur les perceptions du moment, plutôt que sur les données et les informations du passé.

MODULE I
L'ART DE LA SEXUALITÉ CONSCIENTE

QU'EST-CE QUE LE TANTRA ?

Le Tantra est un art et une science, un mode de vie et une voie spirituelle. Selon le Tantra, l'Univers naît de l'union cosmique des principes féminin (Shakti) et masculin (Shiva), le Yin et le Yang du Taoïsme, de l'énergie et de la conscience. L'amour et le sexe font partie de l'expression de cette dynamique universelle au niveau humain. Le Tantra vous apprend à participer à cette danse cosmique entre Shiva et Shakti, en profitant de cette célébration infinie dans votre vie quotidienne.

Pour le Tantra Yoga, l'acte sexuel est quelque chose de sublime, plein de poésie, de beauté et d'épanouissement spirituel. L'extase amoureuse est atteinte grâce à une relation prolongée, épanouissante et intime, qui lie fortement le couple et inclut la jouissance de tous les sens physiques, ainsi que du mental et de l'esprit.

Le tantrisme et le taoïsme cherchent tous deux à créer une union entre le corps, l'âme et l'esprit, de sorte que la sexualité est pratiquée dans un contexte spirituel, à ne pas confondre avec un contexte religieux.

Ses racines remontent aux anciennes traditions chamaniques et aux origines du yoga et du taoïsme. La pratique tantrique a existé dans pratiquement toutes les cultures, à l'exception des sociétés qui ont qualifié le sexe d'impur et de source d'éloignement de Dieu et de la voie spirituelle. Ses origines connues remontent à 8 000 ans avant notre ère, chez les peuples de la vallée de l'Hindoustan, où le "culte du féminin" était déjà établi. Plus tard, avec les invasions des peuples aryens, et bien plus tard avec la civilisation islamique, cette connaissance a été cachée et enseignée dans les temples et les écoles de l'époque, en particulier aux castes hindoues supérieures.

Le Tantra hindou et les anciennes pratiques taoïstes chinoises ont interagi et se sont nourries l'une de l'autre dans les temps les plus reculés. Les deux disciplines utilisent le sexe pour atteindre la sagesse.

Il est choquant que la force que nous utilisons pour procréer soit considérée comme un tabou ou un péché par certaines religions. Malgré tout, le Tantra conserve un air de mystère, car en Inde même, où il a vu le jour, il est devenu au fil des siècles une pratique ésotérique et occulte.

Au cours des dernières décennies, le Tantra est devenu populaire en Occident, suivant le même chemin que de nombreuses autres disciplines orientales. Aujourd'hui, il existe même des instructeurs renommés d'origine occidentale, dans le cadre de ce que l'on appelle le Néotantra. Il n'est plus nécessaire d'aller en Inde à la recherche d'un temple caché dans les montagnes pour apprendre quelques-uns des secrets de la tradition tantrique. Vous pouvez trouver tout cela, maintenant, non loin de chez vous.

Il n'existe qu'un seul Tantra, mais nous avons voulu en distinguer deux modalités : le Tantra blanc et le Tantra rouge. Le premier comprend les pratiques tantriques que l'adepte pratique avec lui-même ou avec son partenaire : pranayama, mudras, actions pour contenir ou étendre l'énergie, méthodes d'harmonisation énergétique, visualisations, etc.

D'autre part, le Tantra Rouge utilise la sexualité et les sens comme instruments directs pour se connecter à l'Univers. Le premier serait une préparation au second, en atteignant une certaine maîtrise dans l'élévation de l'énergie interne et sa circulation, pour ensuite l'appliquer au travail plus intime avec un partenaire, plus typique du Tantra rouge.

CONSCIENCE ET ÉNERGIE

Selon la tradition tantrique, l'Univers est né de l'union de Shiva et de Shakti, de l'énergie et de la conscience. En effet, on peut considérer que l'univers s'est formé comme un grand acte d'amour entre deux forces complémentaires.

Selon cette tradition, les mêmes forces qui forment l'univers s'incarnent dans l'être humain. Shakti, l'énergie, qui est un aspect créatif et dynamique, a pris la forme de Kundalini, l'énergie latente, qui est enroulée sous la forme d'un serpent à la base de la colonne vertébrale en attendant d'être éveillée ; Shiva, la conscience suprême, le destructeur de toute illusion, qui maintient tout enraciné dans le présent sans forme, logé dans le centre psycho-énergétique au sommet de la tête.

Lorsque Shiva apparaît à Shakti, comme si un éclair illuminait tout, elle s'éveille et se déploie, remontant le long de la colonne vertébrale, avec la seule intention de fusionner avec lui et de jouir de son témoignage.

Dans toutes les facettes de l'existence humaine, cette dichotomie se reflète : conscience et énergie, masculin et féminin. Dans la pratique du massage, le masseur doit harmoniser ces deux éléments. Lorsque votre conscience et votre énergie se rencontrent ici et maintenant, comme Shiva et Shakti dans leur rencontre, votre essence spirituelle s'exprime dans le monde matériel.

La conscience est un état psychique caractérisé par la vigilance ou l'éveil. C'est un état dans lequel vous vous percevez et vous vous reconnaissez vous-même ainsi que votre environnement. La conscience est synonyme d'esprit, mais seulement d'une partie de celui-ci : l'esprit conscient. La conscience est un concept que nous comprenons intuitivement, mais qu'il est très difficile de décrire adéquatement avec des mots. Cependant, la conscience n'est pas un phénomène tout ou rien, mais il existe différents niveaux de conscience et de conscience de soi.

Être attentif ne consiste pas à se perdre dans des extravagances spirituelles, mais à être présent ici et maintenant. Une histoire zen illustre très bien ce propos.

Un maître zen bien connu recevait de nombreuses visites de personnes en quête de sagesse.

Un jour, un jeune homme est venu chez lui pour demander des conseils sur son chemin spirituel. Le jeune homme avait une haute estime de lui-même et se sentait prêt à devenir le bras droit de n'importe quel grand maître.

Comme il avait plu ce jour-là, lorsqu'il arriva chez le maître, le jeune homme enleva ses chaussures et laissa son parapluie avant d'entrer dans la pièce. Il s'inclina devant le maître et lui dit qu'il aimerait devenir son disciple.

Le maître sourit, mais ne dit pas un mot.

Le jeune homme, un peu gêné par ce silence, lui répète qu'il a beaucoup étudié et qu'il pense être destiné à devenir l'un des "illuminés".

Le maître reste imperturbable.

Le jeune homme commença à manifester des signes de plus en plus marqués de malaise.

C'est alors que le maître l'interroge :

Sais-tu de quel côté de la porte tu as laissé ton parapluie et de quel côté de la porte tu as laissé tes chaussures ?

N-n-non, balbutie le jeune homme, perplexe, pourquoi ?

Le maître lui répond d'un ton très calme : "Parce que ce que tu cherches, c'est le côté où tu as laissé ton parapluie :

"Parce que ce que vous cherchez, c'est la conscience... Et comment pouvez-vous être conscient si vous ne savez même pas où vous avez laissé vos chaussures et votre parapluie ?

Cette histoire illustre parfaitement l'une des erreurs majeures que le disciple commet souvent dans sa quête spirituelle, à savoir se perdre dans de nobles idéaux qui l'éloignent de la réalité présente et donc de son accomplissement.

Le deuxième aspect est l'énergie. Selon les doctrines orientales, le prana est l'énergie universelle omniprésente, l'essence même de la vie. La différence entre une personne vivante et un cadavre est que la première possède le prana, l'énergie vitale, alors que le second en est dépourvu. Le prana est l'énergie vitale en nous, la vie en nous.

Cette vie se manifeste, en ce qui concerne le corps physique, par le souffle qui entre et qui sort. Le prana se trouve partout, mais surtout dans l'air. Nous absorbons le prana par la respiration, par la nourriture que nous mangeons et par notre corps ; les organes impliqués dans ce processus sont le nez, les poumons et la peau. La respiration est sans doute l'un des meilleurs moyens d'absorber, de retenir et de diriger cette énergie. C'est pourquoi il est essentiel de savoir respirer correctement.

CONSCIENCE ET ÉNERGIE DANS LE MASSAGE

La concentration est une manière de rassembler l'énergie en un point et de la canaliser de la manière la plus efficace dans une direction particulière. C'est un état d'équilibre, de force et de présence réelle.

Pendant le massage, le masseur se concentre sur le hara, le centre d'énergie, situé dans l'abdomen, à quelques doigts sous le nombril.

La concentration sur le hara est essentielle pour le massage, ainsi que pour les arts martiaux, car elle permet d'être souple mais résistant et de travailler sans perdre son centre de gravité, dans un état que l'on appelle en Orient Mahamudra ou "état de non-esprit", un état intuitif dans lequel l'esprit rationnel et analytique disparaît.

Un état dans lequel la personnalité mondaine disparaît pour laisser place à la manifestation de l'essence spirituelle de l'individu.

Avant de commencer le massage, il est nécessaire de se concentrer pendant quelques minutes et de connecter l'énergie entre le hara et les mains.

Pour ce faire, asseyez-vous dans une position confortable, soit sur une chaise avec dossier, soit les jambes croisées dans la position du lotus, soit à genoux sur le sol, avec un coussin sous les fesses si nécessaire. Fermez les yeux, dirigez votre attention vers l'intérieur et en particulier sur votre respiration.

En même temps, imaginez qu'en inspirant, l'air chargé de prana ou de chi (l'énergie universelle) pénètre dans l'abdomen ou le hara. Après avoir effectué ce processus plusieurs fois, imaginez qu'en expirant, l'air chargé de prana ou de chi s'écoule du hara dans les épaules, le long des bras et par les mains. Vous pouvez imaginer le processus de respiration comme un courant d'énergie ou de lumière blanche.

LA RESPIRATION CONSCIENTE

La respiration est l'un des meilleurs moyens d'absorber l'énergie (prana) et de la diriger. Les rishis (sages védiques) affirment que le prana peut être stocké et accumulé dans le système nerveux, plus précisément dans le plexus solaire.

En outre, ils affirment qu'en utilisant certaines techniques, ce courant de prana peut être dirigé à volonté par la pensée.

La science yogique du contrôle de cette énergie est appelée pranayama (prana : énergie, ayama : maîtriser). La respiration consciente que j'enseigne ci-dessous est basée sur ces enseignements.

Il existe trois types de respiration : abdominale, thoracique et claviculaire. La RESPIRATION CONSCIENTE est l'intégration de ces trois types de respiration en un seul.

- LA RESPIRATION ABDOMINALE.

Lorsque vous inspirez, vous remplissez d'air la partie inférieure de vos poumons, ce qui déplace le diaphragme vers le bas et fait gonfler le ventre vers l'extérieur. On ressent un gonflement de l'abdomen.

- RESPIRATION THORACIQUE.

Dans la respiration costale ou thoracique, l'air pénètre dans la région thoracique et plus particulièrement dans la zone des côtes.

- LA RESPIRATION CLAVICULAIRE.

Enfin, la respiration claviculaire consiste à remplir la partie supérieure des poumons, plus précisément les clavicules.

Chacun de ces trois types de respiration se concentre sur le remplissage de l'air dans une zone différente des poumons, de sorte que la respiration consciente, en combinant les trois types, atteint l'objectif de remplir complètement les poumons d'air et, de la même manière, de les vider complètement.

Lorsque l'on apprend à combiner les trois types de respiration, on s'exerce d'abord à le faire en s'allongeant sur le dos.

Un partenaire joue le rôle de miroir (conscience) en plaçant une main sur le ventre et une main sur le côté, sous l'aisselle.

La pratique se fait ensuite en position assise. Avec le temps, cette technique devient naturelle et sert de base à presque tous les types de respiration dans la pratique du pranayama.

Commencez par bien vider vos poumons en expirant profondément.

- Inspirez lentement, doucement et profondément, en sentant l'air se déplacer vers l'abdomen, en laissant l'air pénétrer dans la partie inférieure des poumons à mesure que le diaphragme descend. Le miroir doit sentir la main posée sur l'abdomen se soulever. Le ventre ne doit pas gonfler comme un ballon... il s'agit d'une inspiration détendue, mais avec un contrôle de la ceinture abdominale. Lorsque la partie inférieure des poumons est remplie d'air, il faut alors

- Dilatez les côtes, sans forcer, pour faire entrer encore plus d'air dans les poumons. La main posée sur les côtes, observez la façon dont elles se séparent. Lorsque les côtes sont séparées le plus possible, alors

- Soulevez les clavicules, sans lever les épaules, pour faire entrer encore plus d'air et finir ainsi de remplir complètement les poumons. Pendant toute la durée de l'inspiration, l'air doit entrer progressivement, sans à-coups, de manière fluide et continue.

L'expiration s'effectue en sens inverse, toujours doucement et lentement, sans brusquerie ni effort, en vidant

1) d'abord la partie supérieure des poumons (respiration claviculaire),

2) puis le thorax (respiration thoracique), qui se dégonfle, et enfin,

3) le ventre (respiration abdominale) qui descend jusqu'à la dernière goutte d'air.

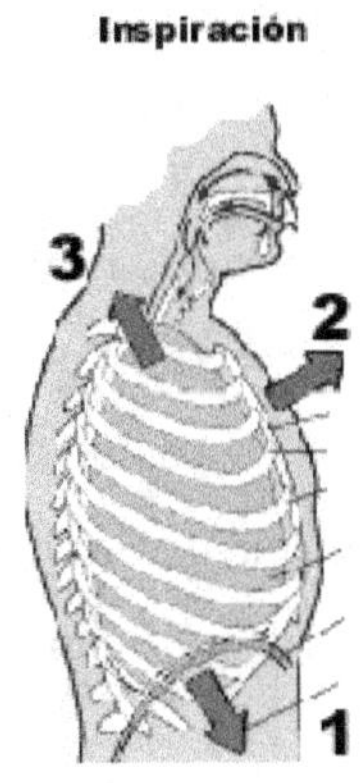

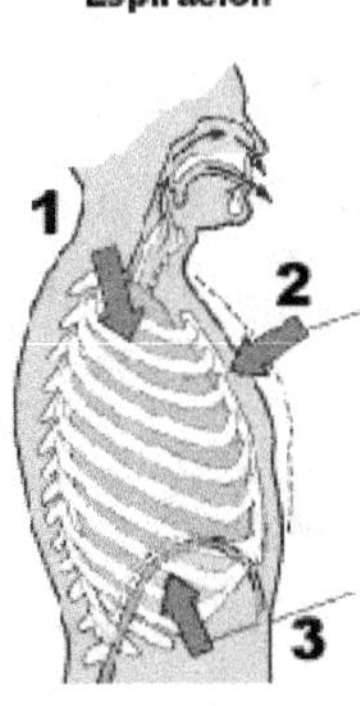

Il est important de noter qu'aucun bruit ne doit être fait lors de la respiration. Il est essentiel de respirer doucement et calmement. L'expiration et l'inspiration doivent être silencieuses, lentes, continues et confortables, sans jamais forcer.

Toute l'attention consciente doit être portée sur l'acte de respirer, de sorte que les trois mouvements de la respiration complète soient clairement discernables, mais harmonieusement intégrés. La respiration consciente ne doit pas provoquer d'inconfort ou de fatigue. En fait, elle peut être exercée autant que l'on veut, à tout moment.

La respiration consciente joue un rôle très important dans la pratique tantrique. Dans le massage, elle est décisive, car elle permet d'influencer les états d'esprit, tout en augmentant la quantité de prana ou de chi disponible et en la distribuant à travers le massage.

La base de la respiration consciente, qui a reçu de nombreux noms différents, repose sur le mouvement vibratoire incessant que l'on observe dans l'univers, car rien n'est immobile. De la plus petite particule subatomique au soleil, tout vibre et tourne. Les atomes du corps humain sont également dans un processus de vibration constante. Les cellules se renouvellent.

Le rythme est essentiel dans l'univers. Les battements du cœur, les marées de l'océan, les planètes tournant autour du soleil, les soleils tournant autour d'autres soleils centraux.

Une bonne compréhension de la loi du rythme sous-tend dans une large mesure la compréhension de la respiration consciente. Grâce à une respiration consciente et rythmée, il est possible d'absorber une grande quantité d'énergie et de la diriger vers des objectifs spécifiques.

Qu'est-ce que la respiration rythmique? Le contrôle rythmique de la respiration est enseigné aux instrumentistes, aux chanteurs et aux athlètes, et est depuis longtemps un processus utilisé pour élever la conscience dans les états de transe et nous permettre d'administrer l'oxygène nécessaire à l'amélioration de la santé.

Tous les enseignements relatifs au contrôle de la respiration sont étudiés dans le Pranayama Yoga. Les yogis mesurent leur rythme respiratoire en fonction de leur rythme cardiaque. Le rythme cardiaque varie d'une personne à l'autre, il est donc idéal de l'utiliser comme unité de mesure de la respiration rythmique. L'étude de la respiration yogique est une science et un art qui demande de l'étude et du dévouement. Pour les besoins du massage tantrique, nous n'étudions que les aspects essentiels, mais suffisamment pour mettre en mouvement la capture et la collecte des énergies et leur application au massage.

Si vous voulez pratiquer la respiration rythmique, vous devez concentrer votre attention sur le rythme des battements de votre cœur, en comptant 1, 2, 3, 4, 5, 6... jusqu'à ce que le rythme soit clairement fixé dans votre esprit. Avec de l'entraînement, ce processus peut être réalisé sans difficulté.

La règle, en ce qui concerne la respiration rythmique, est que le nombre d'unités lors de l'inspiration doit être le même que le nombre d'unités lors de l'expiration, tandis que le nombre d'unités de maintien, appelé kumbhaka, doit être égal à la moitié du nombre d'unités utilisées pour l'inspiration ou l'expiration.

LA CLÉ DU TANTRA : SEXFULNESS

La plupart des personnes qui abordent le monde du sexe conscient le font à la recherche de secrets ou de techniques qui leur permettront de devenir des super-amants et de jouir d'une vie amoureuse sans pareille. Je ne nie pas qu'il existe des techniques qui aident, mais la clé du sexe conscient, du **sexfulness**, réside dans votre attitude, l'état d'esprit avec lequel vous abordez le sexe et l'amour.

Il est essentiel de cultiver la bonne attitude dans tous les domaines de la vie, alors pourquoi en serait-il autrement dans votre vie amoureuse ?

Il est plus facile de comprendre la signification de la **sexfulness** si vous comprenez d'où vient l'idée, bien que certains d'entre vous l'aient peut-être déjà entrevue. Le concept de pleine conscience a été popularisé en Occident par Jon Kabat-Zinn, professeur émérite de médecine qui a intégré certaines de ses pratiques du zen, du yoga et du bouddhisme à des concepts issus de la science occidentale, créant ainsi la technique REBAP (Mindfulness Based Stress Reduction) et la Clinique de réduction du stress.

De la même manière, je traduis le concept de **SEXFULNESS** par "pleine conscience sexuelle", bien que je préfère le terme "état de pleine attention sexuelle", qui repose sur l'atteinte d'un niveau élevé de vigilance des cinq sens, en prêtant attention, à tout moment, aux pensées, aux émotions, aux sensations corporelles et à l'environnement qui nous entoure, sans juger de leur justesse ou de leur manque de justesse. L'objectif de Sexfulness est de se connecter à son essence intérieure, de réagir plus consciemment et plus efficacement aux événements sexuels de sa vie.

L'étape suivante consiste à atteindre le vide mental en se concentrant sur les sensations érotiques et émotionnelles perçues à chaque instant, au lieu de se perdre et d'errer dans des pensées et des émotions qui vous transportent dans le passé ou le futur et vous éloignent donc de l'expérience érotique présente, de l'ici et du maintenant. Le résultat est une expérience de l'amour plus riche, plus complète et plus agréable.

L'ÉTAT DE NON-ESPRIT : MAHAMUDRA

La forme la plus élevée de la pensé, c'est de ne pas penser. Le véritable orgasme cosmique est atteint grâce à un état de non-esprit et de présence intérieure.

Dans le film Le dernier samouraï, une scène montre que le protagoniste parvient à ne pas être vaincu par son instructeur de maniement du sabre, grâce au conseil de se battre avec le non-esprit.

Dans cet état, une personne possède une attitude de vigilance non consciente, qui lui permet d'effectuer toutes sortes d'actions sans que la pensée n'en affecte la direction.

Le résultat est l'obtention d'une efficacité maximale pour un coût énergétique minimal, ce que connaissent les adeptes des sports d'endurance extrêmes ou des arts martiaux.

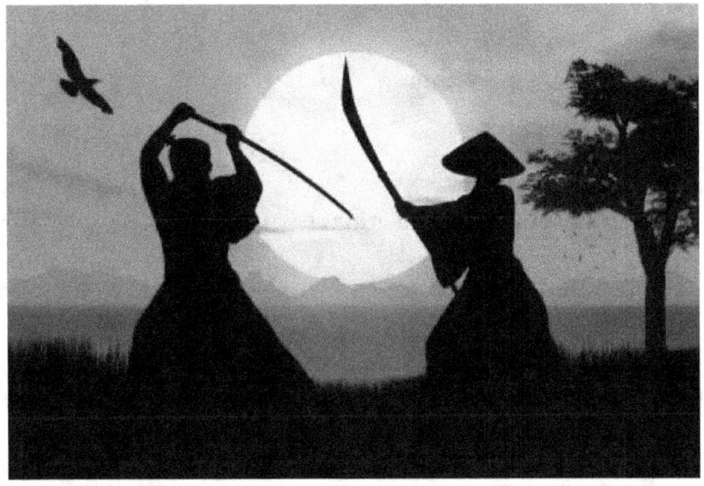

Si vous avez du mal à comprendre, il vous suffit de regarder ce qui se passe lorsque vous êtes assis à une table et que, soudain, l'un des convives pousse par inadvertance un verre qui va inévitablement tomber sur le sol, mais que quelqu'un l'attrape au vol, l'empêchant ainsi de se briser. C'est ce qu'on appelle communément avoir de bons réflexes. Or, la personne qui agit ainsi le fait à partir d'un état de non-esprit, c'est-à-dire qu'elle n'a pas pensé au fait que le verre tombe et qu'elle va le ramasser au vol avant qu'il ne se brise... de plus, si elle l'avait fait, elle aurait perdu de précieux dixièmes de seconde qui l'auraient empêché d'agir avec la rapidité appropriée et le résultat aurait été très différent.

Comment atteindre cet état ? Pour atteindre l'état de Mahamudra, il est tout d'abord très important de savoir comment l'être humain est constitué, puis d'appliquer l'entraînement approprié. Au début, ce n'est pas facile parce que nous sommes habitués à conceptualiser avec notre esprit rationnel tout ce que nous voyons et faisons dans notre vie quotidienne. Ce chien a l'air dangereux... cette voiture a grillé un feu rouge.... Grâce à l'utilisation de techniques de méditation actives et passives, de dynamiques musicales, d'exercices d'intégration gestuelle et bien d'autres, nous pouvons entrer en contact avec l'univers intérieur qui existe en chacun de nous, et apprendre à surfer avec les différentes énergies qui le parcourent.

C'est ainsi que s'ouvre un chemin où l'on reconnaît peu à peu que le monde dans lequel nous vivons est maya, une illusion. La station finale est d'atteindre la déconnexion du monde illusoire et la reconnexion avec le réel, qui, au cours de l'histoire, a reçu différentes dénominations telles que satori, nirvana, samadhi ou moksha.

"La forme la plus élevée de la pensée, c'est de ne pas penser. Lorsque toute activité extérieure cesse, quand intérieurement l'esprit cesse de s'agiter, quand il se calme, quand les pensées s'arrêtent, les formes subtiles, mais en fin de compte des formes, alors advient le non-forme, le Vide. La Forme ne diffère pas du Vide, le Vide ne diffère pas de la Forme ; la Forme est Vide, le Vide est Forme. Le Vide est un terme clair et précis qui exprime la nature sans forme et non personnelle des êtres, et atteindre le vide mental est un indice, un signe, d'avoir atteint l'état d'absence totale du "Moi" pluralisé. ILLUMINATION"

Jesús Cediel

MODULE II
L'ESSENCE DU MASSAGE

Le massage est un mouvement énergétique, par le toucher, dans deux directions. C'est un échange énergétique. On ne peut pas toucher sans être touché. Les mains qui donnent et reçoivent. La peau qui reçoit et donne. A travers les mains, on découvre la personne qui donne. À travers la peau, on découvre la magie du toucher.

Dans une certaine mesure, les termes de donneur et de receveur sont inexacts. Il s'agit plus d'un partage que d'un don et d'une réception. L'un et l'autre doivent donner et être réceptifs. Le receveur doit faire confiance et s'abandonner, et le donneur doit être à l'écoute des besoins de l'autre. À un niveau plus élevé, le massage, s'il est pratiqué dans un état de présence intérieure, est une forme supérieure de méditation.

LES ÉTAPES DE L'APPRENTISSAGE

L'apprentissage est le processus d'acquisition de connaissances, de compétences et d'attitudes, par l'étude, l'enseignement ou l'expérience. L'apprentissage d'une discipline se fait en trois étapes. Dans le cas du massage, ces trois étapes sont également respectées. L'étudiant doit les connaître, car cela lui permettra de savoir à tout moment où il en est dans son processus d'apprentissage, ce qui lui évitera bien souvent des déceptions et un éventuel abandon. Voici les trois étapes par lesquelles passe toute personne désireuse d'apprendre l'art du massage.

- **PHASE D'IGNORANCE.** La première phase est la phase primitive ou d'ignorance. Dans cette phase, la personne ne sait rien du massage, des types de massage, des manœuvres, etc. Lorsqu'elle doit effectuer un massage, elle agit instinctivement et ne se soucie pas de la manière correcte d'agir. L'étudiant est maladroit et doit réfléchir, mais il est instinctif.

- **PHASE D'APPRENTISSAGE**. La deuxième phase est appelée phase de sophistication ou d'apprentissage. L'élève commence à apprendre de manière théorique et pratique. Il apprend à utiliser différentes techniques de massage. Au cours de cet apprentissage, l'élève apprend les connaissances scientifiques sur lesquelles repose le massage, mais il perd son état naturel et instinctif, le transformant en quelque chose de mécanique, en même temps que son esprit analyse et pense de manière analytique. À ce stade, un massage n'est plus un massage, mais il pense en termes de différentes manœuvres et techniques de massage, et de différents types et modalités d'écoles de massage. Il pense, par exemple, qu'il fait un massage shiat-su ou un massage tantrique, etc. La plupart des étudiants restent dans cette phase parce qu'ils sont à l'aise et confiants et ne progressent pas vers la phase suivante.

- **MAHAMUDRA OU PHASE DU NON-ESPRIT.** La troisième et dernière étape est atteinte par la pratique. L'étudiant réalise qu'un massage redevient un massage. Il transcende les techniques et les mécanismes étudiés et lorsqu'il donne un massage, celui-ci coule comme de l'eau. Il ne pense plus, n'analyse plus, mais agit et s'exprime à partir de son essence intérieure. Le conscient cède la place au subconscient.

LE MASSAGISTE

Dans cette section, je vais énumérer quelques conseils importants à l'intention de la personne qui effectue le massage.

- Il est très important que vous vous sentiez à l'aise et que vous puissiez bouger librement, il est donc conseillé de porter des vêtements confortables et amples.

- Avant de commencer le massage, nettoyez-vous bien et vérifiez que vos ongles sont courts. Retirez les bagues, montres et pendentifs que vous portez.

- Vous devez également demander au receveur d'enlever tout vêtement, collier, bracelet ou autre objet qui pourrait le gêner.

- Si vous utilisez de l'huile, le receveur doit de préférence être nu, mais vous devez toujours respecter les souhaits de l'autre personne si elle se sent plus à l'aise partiellement vêtue.

- Mettez votre partenaire à l'aise en créant un environnement approprié (comme indiqué dans la section suivante) en plaçant des coussins sous les genoux et l'abdomen si nécessaire.

- Vous devez encourager le receveur à se détendre et à se concentrer sur le massage, à ne pas penser à autre chose et à laisser tomber ses soucis.

- Pendant le massage, essayez d'être détendu et concentré. Ne commencez pas à masser dans une position inconfortable en pensant que cette gêne disparaîtra. Ce ne sera pas le cas et vous transmettrez cette tension à votre partenaire.

- Votre confort dépend directement de votre posture et de votre respiration. Que vous soyez assis, à genoux ou debout, vous devez vous sentir équilibré et détendu.

- Gardez le dos droit plutôt que plié ou courbé.

- Les mouvements de massage doivent être effectués à partir du hara, du ventre et du bassin, en utilisant tout le corps, et pas seulement les mains et les bras.

- Si vous pouvez respirer de manière rythmée et laisser votre corps bouger et s'écouler naturellement, vous éviterez dans une large mesure la fatigue.

- L'attitude à l'égard de l'autre personne est d'une importance capitale. Vous devez considérer chaque séance comme une expérience méditative et y mettre de l'intérêt et du respect.

- Vous ne devez pas commencer une séance de massage si vous êtes inquiet, mal en point ou de mauvaise humeur. Cela épuiserait votre énergie et se transmettrait à l'autre personne.

- Il est essentiel de concentrer toute son attention sur le "ici" et le "maintenant". La grande majorité des gens passent leur vie à penser au passé et à l'avenir. Accordez toute votre attention à la personne que vous massez. N'agissez pas automatiquement en pensant à quelque chose qui n'a rien à voir avec ce qui se passe dans la salle de massage à ce moment précis.

- Si vous vous sentez distrait pendant que vous travaillez, essayez de retrouver votre attention en vous concentrant sur votre respiration.

- Je conseille toujours, à la fin du massage, de se laver les mains et le corps pour se déconnecter et se nettoyer.

L'ESPACE DE TRAVAIL

D'un point de vue professionnel, il est bon que tout soit prêt avant le début de la séance de massage. Si vous êtes obligé de vous lever pour aller chercher un autre réchaud ou de l'huile, la continuité et le résultat de la séance en seront affectés.

La relaxation est l'un des aspects fondamentaux de toute forme de massage et tous les efforts que vous ferez pour créer un lieu calme et confortable auront un impact sur l'efficacité du traitement. Voici quelques-uns des facteurs clés pour créer un lieu propice au massage.

LA BONNE TEMPÉRATURE

La pièce doit être chaude et à l'abri des courants d'air, surtout pour les massages à l'huile. La température idéale se situe autour de 25º.

Il est conseillé de prévoir une grande serviette ou une couverture pour couvrir la personne à la fin de la séance ou pendant la séance si elle a froid à un moment ou à un autre.

UN ÉCLAIRAGE ADÉQUAT

L'éclairage doit être faible et indirect, de manière à ne pas être agressif. La lumière directe empêche les yeux de se détendre. Les plafonniers au-dessus de la personne massée sont à éviter. La lumière des bougies peut être idéale.

La couleur de l'éclairage a une influence. Par exemple, le bleu est relaxant, tandis que le rouge ou l'orange sont revigorants. On peut jouer avec les couleurs en fonction de ce que l'on veut obtenir.

MUSIQUE

Plus vous impliquerez de sens dans l'expérience, meilleur sera le résultat. Et pour l'oreille, n'oubliez pas d'utiliser la bonne musique pour détendre le corps et l'esprit, et non votre chanson préférée qui active l'esprit et le fait réfléchir.

La musique utilisée doit être relaxante et imperceptible en arrière-plan.

AMBIANCE OLFACTIVE

Des parfums peuvent être utilisés.

L'encens, le patchouli ou l'ambre (plus agressifs) ou des senteurs à base de parfums naturels (fleurs, etc.).

SURFACE DE TRAVAIL

- Le massage, en général, peut être pratiqué sur une table de massage ou à même le sol, bien qu'il existe des types de massage qui conviennent mieux à un endroit ou à un autre. Le massage tantrique peut être pratiqué sur une table de massage ou sur le sol, mais l'idéal est le sol, car la communication entre le donneur et le receveur est plus grande, puisqu'ils sont au même niveau, que s'il était pratiqué sur une table de massage.

- Tous les massages peuvent être effectués au sol. Dans ce cas, il est important que le masseur connaisse les techniques d'hygiène posturale appropriées afin de ne pas souffrir d'inconfort et de ne pas transmettre cet inconfort au patient. Le massage au sol permet une plus grande union avec le patient et est donc particulièrement recommandé pour le massage tantrique. Les surfaces au sol sont les suivantes

1. Tapis

2. Le Futton

3. Plancher en bois

4. Tatami

- Si le sol est recouvert de moquette, il suffit d'étaler une couverture pliée et de la recouvrir d'un drap si de l'huile est appliquée.

- Si le sol est dur, un matelas en mousse de 2 à 5 cm d'épaisseur est nécessaire. Si l'on n'en dispose pas, on peut superposer plusieurs couvertures. La surface matelassée doit dépasser l'espace occupé par la personne massée, afin de protéger les genoux du masseur lorsqu'il se déplace et change de position pendant le massage. Il est également conseillé d'utiliser des genouillères du type de celles utilisées par les ouvriers du bâtiment, qui sont bon marché et faciles à trouver.

- Si l'on souhaite devenir massothérapeute professionnel, il vaut la peine d'investir un peu d'argent dans l'achat d'une table de massage, car le travail sur celle-ci est beaucoup plus reposant et permet d'atteindre toutes les parties du corps sans avoir à trop se pencher. Il est également plus facile de passer d'un côté à l'autre sans déranger la personne et sans interrompre le traitement.

- La surface sur laquelle le massage est effectué doit être ferme. N'utilisez jamais un lit mou ou un matelas à ressorts, car la pression exercée sera absorbée par le matelas et non par la personne.

DÉCORATION

Si vous souhaitez vous consacrer professionnellement au massage tantrique, la décoration de la salle de massage devient importante. La disposition des tissus, des photos et des meubles peut contribuer à créer une atmosphère détendue et intime, mais aussi soignée et professionnelle.

TYPES DE MASSAGE

D'un point de vue général, nous pouvons diviser les massages en deux types :

1. LA FRICTION. L'huile est utilisée avec une sorte de support glissant. La plupart des massages, tels que le massage sportif, le cyriax, le chiromassage, l'ayurvéda, le massage californien, etc. sont inclus dans cette section.

2.PRESSION. Aucun support de glissement n'est utilisé. Il s'agit de thérapies par pression comme le Shiat-Su japonais ou le Tui-Na chinois.

Dans le massage tantrique que je propose dans mes cours, il y a une intégration des outils et des procédures des deux, ce qui permet à l'étudiant d'avoir de plus grandes possibilités et une plus grande richesse.

L'ordre, en général, devrait toujours être le suivant : d'abord le massage par pression, puis le massage à l'huile.

De cette manière, nous réservons les mouvements sans huile pour le début.

LES TECHNIQUES DE BASE DU MASSAGE

On peut citer sept techniques de base :

1. Friction

2. Frottement

3. Percussion

4. Égratignure

5. Compression

6. Pétrissage

7. Vibration

FRICTION (Frottement)

Cette technique implique d'appliquer une pression avec les doigts ou les mains en mouvements circulaires ou linéaires sur la peau du patient. La friction peut être superficielle ou profonde, et son but est d'augmenter le flux sanguin dans la zone traitée et de détendre les muscles.

FROTTEMENT (Frottement)

Le frottement implique d'appliquer une pression ferme et continue le long d'un muscle ou d'une zone spécifique du corps. Il est réalisé avec les mains à plat et en utilisant des mouvements de va-et-vient dans une direction. Cette technique peut aider à chauffer les tissus et à soulager la tension musculaire.

PERCUSSION

Cette technique implique de tapoter doucement ou de frapper la peau avec les doigts, les poings fermés ou avec des outils tels que les paumes des mains en forme de coupe. La percussion est effectuée à un rythme rapide et peut aider à stimuler la circulation sanguine et à libérer la tension musculaire.

ÉGRATIGNURE (Grattage)

Le grattage est une technique douce dans laquelle on utilise la pointe des doigts pour gratter légèrement la surface de la peau. Cela peut augmenter la sensation de relaxation et stimuler la circulation.

COMPRESSION

La compression implique d'appliquer une pression constante sur une zone spécifique en utilisant les mains, les doigts ou même les coudes. Cela peut être une technique statique ou mobile, et son objectif est de soulager la tension musculaire, d'améliorer la circulation et de libérer les nœuds musculaires.

PÉTRISSAGE

Le pétrissage est une technique dans laquelle on utilise des mouvements de pression et de torsion avec les mains et les doigts pour masser les muscles. Cela imite le mouvement de pétrissage de la pâte et peut aider à détendre les muscles tendus et à améliorer la flexibilité.

VIBRATION

La technique de vibration implique des mouvements rapides et tremblants avec les mains ou les doigts sur la peau du patient. Cela peut aider à détendre les muscles, stimuler la circulation et réduire la sensation de douleur.

Chacune de ces techniques a un objectif spécifique et peut être appliquée de différentes manières en fonction de l'objectif du massage et des besoins du patient. Il est important de choisir la technique appropriée pour chaque situation et de l'adapter en fonction des préférences et des conditions du destinataire du massage.

MASSAGE PAR PRESSION

Le massage sous pression est dérivé du Shiat-Su japonais et du Tui-Na chinois. Il s'agit d'un ensemble de thérapies basées sur l'application de pressions sur des points d'acupuncture, dans le but d'équilibrer l'énergie du corps et de promouvoir la santé.

Bien que le nom signifie "pression des doigts" ou "acupression", la pression est également appliquée à d'autres parties de la main, ainsi qu'aux coudes, aux genoux et même aux pieds.

Selon les médecines chinoise et japonaise, il existe une force vitale appelée chi ou ki. Cette énergie circule dans tout le corps par 12 canaux bilatéraux qui communiquent entre eux et sont appelés méridiens énergétiques. Chaque méridien est lié à un organe ou à une fonction psychophysique, et il est possible d'interagir avec son ki en certains points de son parcours : les fameux points d'acupuncture, connus au Japon sous le nom de tsubos.

En cas de santé, le chi est équilibré et circule régulièrement le long des méridiens, tandis qu'en cas de maladie, le chi ne circule plus de manière fluide, étant abondant à certains endroits et rare à d'autres.

HUILE DE MASSAGE

Pour masser de grandes surfaces du corps de votre partenaire, vous aurez besoin d'une huile pour la peau et d'un lubrifiant pour les parties génitales.

L'huile de massage est utilisée pour le massage du corps. Pour le massage du visage, on utilise une crème hydratante ou rien du tout.

Il existe différents types d'huiles. L'Aloe Vera de Johnson's (bouchon vert) est fortement recommandée. Elle peut être associée à de l'eau de bain si l'on veut donner une sensation de fraîcheur.

L'huile d'algues est très recommandée sous ses deux formes, tonifiante et relaxante.

L'huile d'amande est également très agréable.

Pour le massage de la Yoni, vous pouvez utiliser l'un des nombreux lubrifiants disponibles sur le marché. Les lubrifiants peuvent être classés en deux groupes : les lubrifiants à base d'huile (à base de pétrole), comme la vaseline ou le silicone, et les lubrifiants à base d'eau.

Les lubrifiants à base d'eau présentent l'inconvénient de sécher et de nécessiter une nouvelle application. Les lubrifiants à base d'huile glissent mieux et facilitent la lubrification car ils ne s'assèchent pas.

RITUEL DE L'HUILE

Avant de travailler sur une partie du corps, il faut l'imbiber d'huile.

N'en abusez pas. Il faut utiliser juste assez d'huile pour que les mains glissent doucement et régulièrement, sans frottement gênant ni pincement. Si le corps est trop imbibé d'huile, il ne sera pas possible d'établir un contact correct.

Il est conseillé de réchauffer un peu l'huile au préalable, soit en la plongeant dans de l'eau chaude, soit en la plaçant à côté d'une cuisinière. Il existe également des ustensiles spéciaux pour chauffer l'huile.

L'huile est d'abord versée sur les mains, puis étalée sur le corps à partir des mains.

La sensation du premier contact est essentielle. Après avoir étalé l'huile uniformément sur vos mains, déplacez-les très lentement sur le corps que vous allez masser.

Lorsque l'on commence à étaler l'huile, au début du massage, elle est répartie sur tout le corps, que l'on travaille ou non sur une partie spécifique. C'est une façon de reconnaître l'unité de la personne. La grande majorité des huiles étant rapidement absorbée par la peau, il est nécessaire d'en réappliquer sur chaque partie du corps au fur et à mesure que l'on travaille sur ces zones.

Cependant, même si le massage est effectué dans différentes zones, il doit toujours être fait de manière à intégrer l'unité, c'est pourquoi l'huile doit être étalée légèrement sur tout le corps, même si l'on applique plus d'huile dans les zones que l'on travaille plus concrètement.

Chaque fois que vous devez appliquer de l'huile, n'oubliez pas de garder une main en contact avec le dos du corps tout en versant l'huile sur la paume.

De même, si, pour une raison quelconque, vous devez abandonner momentanément le contact physique avec le corps, vous pouvez utiliser la main du patient, en la plaçant sur la partie du corps où le massage est effectué à ce moment-là, pour faire office de main du masseur. Ce n'est pas la meilleure solution, mais c'est une alternative

MODULE III
LA DYNAMIQUE DU MASSAGE

HUIT ÉTAPES PRÉALABLES À VOTRE SÉANCE DE MASSAGE TANTRIQUE INTIME

LE MASSAGE TANTRIQUE PEUT être utilisé à la fois professionnellement et intimement pour le développement de vos relations intimes. Ci-dessous, je décris les 8 étapes que vous devriez suivre avec votre partenaire au niveau intime.

- PREMIÈRE ÉTAPE. Fixez une date et une heure pour votre séance tantrique avec votre partenaire. Réservez deux heures de votre temps et essayez de ne pas faire de changements de dernière minute parce que vous êtes fatigué... la séance revigorera votre corps et vos énergies.

- DEUXIÈME ÉTAPE. Il est important de faire preuve d'ouverture d'esprit et d'absence de préjugés. De nombreuses personnes trouvent d'abord étrange et un peu ridicule le fait de se regarder dans les yeux... jusqu'à ce qu'elles le fassent.

- TROISIÈME ÉTAPE. Préparez le lieu de rencontre, votre temple sacré, d'une manière adaptée à l'événement à venir : décorations, fleurs ou encens, bougies colorées, pétales de rose sur le sol, fruits naturels, musique, température et éclairage appropriés, ou tout autre élément contribuant à le rendre spécial. Transformez votre chambre à coucher en un lieu magique d'amour.

- **QUATRIÈME ÉTAPE.** Avant de commencer, prenez un bain relaxant.

- **CINQUIÈME ÉTAPE.** Méditez ensemble pour calmer vos esprits de l'activité quotidienne et connecter vos cœurs. Asseyez-vous face à face, les yeux fermés. Respirez doucement, profondément et calmement, en vous détendant mais en restant vigilants, en ressentant la conscience, la présence. Vous pouvez même utiliser une méditation guidée.

- **SIXIÈME ÉTAPE.** Ensuite, il est temps de regarder profondément dans les yeux, le miroir de l'âme, pendant 5 à 10 minutes. Cela peut sembler long au début, mais lorsque vous vous connecterez à un niveau énergétique, vous constaterez que le résultat est délicieux.

- **SEPTIÈME ÉTAPE.** L'étape suivante consiste à s'asseoir dans la position Yab Yum, la position de l'étreinte. La femme s'assoit sur les jambes de l'homme (habillé ou non) pendant que vous vous embrassez. Sentez la respiration de votre partenaire en rythme avec la vôtre. Cela permet à l'esprit de s'éloigner et aux corps de s'accorder l'un à l'autre.

- **HUITIÈME ÉTAPE.** Après 5 à 10 minutes de Yab Yum, c'est le moment du baiser tantrique. Imaginez que vous échangez votre souffle. Puis rapprochez vos lèvres dans un baiser doux et sucré. Laissez vos lèvres se fondre dans un lent baiser sensuel. Détendez-vous et laissez-vous savourer le baiser à partir de la présence, de l'ici et du maintenant.

Vous êtes maintenant prêt à donner et à recevoir le massage conscient. Ce massage n'est pas axé sur l'orgasme, alors n'essayez pas d'atteindre l'orgasme, appréciez simplement le plaisir.

Et si vous décidez de faire l'amour, ne vous précipitez pas, laissez la pénétration se faire naturellement, sans aucun effort. Je vous souhaite une bonne séance tantrique.

LA SÉQUENCE DE BASE DU MASSAGE TANTRIQUE

Il est beaucoup plus facile d'apprendre la technique de massage si elle est décomposée en plusieurs parties. Il faut cependant comprendre et toujours garder à l'esprit qu'il s'agit d'un tout unitaire.

Nous commençons par la **CONNEXION**, une manœuvre qui, comme son nom l'indique, consiste à se connecter à la personne. Pour ce faire, les mains sont posées sur le corps et la respiration se fait de manière rythmée dans le but d'établir un lien d'union avec le partenaire ou le patient.

Viennent ensuite les manœuvres de pression, qui ne nécessitent pas d'huile, avant de passer aux manœuvres de friction avec huile. Pour faciliter l'apprentissage et fournir à l'étudiant autant d'outils que possible, j'ai séparé, tout au long du livre, le massage par pression et le massage à l'huile dans chacun des domaines que j'aborde. Avec la pratique, vous verrez que cette séparation est illusoire et que l'utilisation que vous ferez des différentes manœuvres dépendra de chaque cas particulier. Avec le temps, vous choisirez une série de manœuvres avec lesquelles vous vous sentirez plus à l'aise que d'autres.

Vous commencez par masser l'arrière du corps, de la tête aux pieds.

Ensuite, vous retournez le patient et recommencez à descendre.

La séquence est la suivante :

1º) LE DOS. On commence par masser l'ensemble du dos, puis des zones plus spécifiques : les épaules, les omoplates et le haut du dos. Puis le bas du dos, les fesses et les côtés du torse, et enfin la colonne vertébrale.

2º) L'ARRIÈRE DES JAMBES ET DES PIEDS. La jambe est travaillée de manière ascendante, en commençant par le pied.

3º) LE COU ET LES ÉPAULES. Sur le devant du corps. On masse en même temps l'avant et l'arrière des épaules. Puis, en tournant la tête, on travaille sur chacune des épaules.

4º) TÊTE ET VISAGE. Nous massons le cuir chevelu, puis le visage. Le massage du visage commence par le front et descend jusqu'au menton, en effectuant des mouvements du centre vers les côtés.

5º) BRAS ET MAINS. Commencer par le cou avec des mouvements généraux vers l'extérieur et vers le bas. Ensuite, travailler vers le haut.

6º) TORSE ET ABDOMEN. La cage thoracique et les côtés sont massés. On descend du haut vers le ventre, on fait le tour de l'abdomen et on remonte sur les côtés.

7º) L'AVANT DES JAMBES. Du bas vers le haut

8º) LE MASSAGE DU YONI OU LINGAM.

Entre chaque zone, toutes les parties du corps doivent être reliées par de longues passes ou en posant brièvement les mains sur deux zones distinctes du corps. Comme vous pouvez le constater, le massage fait appel à différentes techniques et outils, mais il s'agit avant tout d'un art dans lequel la sensibilité et l'attitude du masseur sont déterminantes.

Dans le massage traditionnel, on travaille en direction du cœur, afin de favoriser la circulation sanguine, mais dans le massage tantrique, plus axé sur la sensualité, la relaxation et l'équilibre de certaines énergies, les séquences utilisées ne s'adaptent à ce principe qu'en cas de nécessité.

Le massage comporte plusieurs classifications en fonction de sa spécialité. Dans cette section, nous parlerons des techniques manuelles de base qui, comme leur nom l'indique, sont généralement effectuées avec la main du kinésithérapeute, au moyen desquelles l'énergie mécanique se propage entre deux milieux, l'un actif, à savoir les mains du kinésithérapeute, et l'autre passif, constitué par les tissus du corps sur lesquels on travaille.

LA CONNEXION TANTRIQUE

Il est très important d'établir un lien spirituel avec votre partenaire ou votre patient avant de commencer le massage.

- Installez-vous confortablement et placez vos mains sur le corps, soit sur le dos, soit sur le cœur et le front, soit à l'endroit que votre intuition vous suggère. Cela dépendra de l'endroit où vous commencerez le massage. Rappelez-vous que la séquence que je donne ne doit pas être un dogme de foi immuable.

- Concentrez-vous sur la synchronisation avec la respiration de votre partenaire. N'oubliez pas que chacun d'entre vous a un volume pulmonaire différent et que c'est vous qui devez vous adapter à son rythme et non l'inverse.

- Dites à votre partenaire de se concentrer sur sa respiration et de se détendre. Laissez tomber ses tensions et ses soucis. Lorsque vous respirez ensemble, il se produit automatiquement un état de connexion ou d'union entre vous deux.

- Ce processus peut durer plusieurs minutes. Une fois terminé, le massage proprement dit commence.

MASSAGE DU DOS

PRESSION.

Le dos est la zone la plus musclée et la plus large du corps, il est donc très important de parvenir à une bonne relaxation et à une bonne prédisposition.

Le massage commence par une pression. Le méridien principal du dos est le méridien de la vessie, qui est le plus long de tous et qui descend des deux côtés de la colonne vertébrale jusqu'à la région sacrée.

La pression sur le dos stimule les nerfs spinaux qui vont vers tous les organes internes. Les tsubos du haut du dos agissent sur les méridiens liés aux poumons et au cœur ; ceux du milieu du dos agissent sur ceux liés aux processus digestifs ; ceux de la région lombaire agissent sur ceux qui contrôlent les reins et les intestins ; le sacrum est lié à la vessie et aux fonctions génitales. Des douleurs dans certaines zones du dos peuvent parfois indiquer un dysfonctionnement de l'organe correspondant.

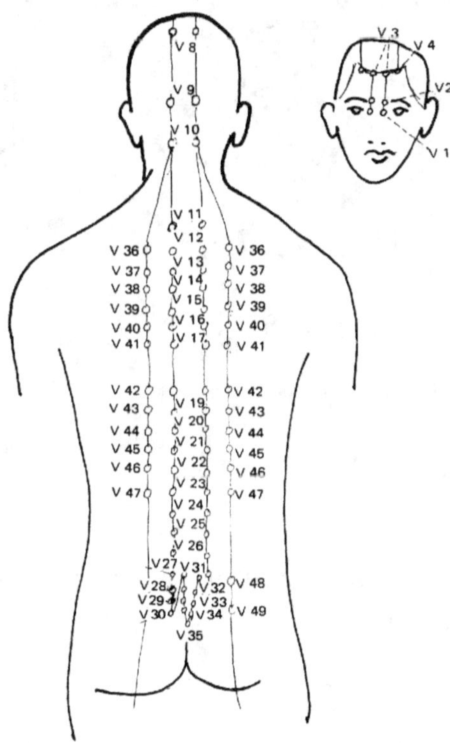

Nous commençons les pressions avec différents outils, visant à réchauffer la zone et à y faire circuler le sang.

1) Roulements horizontaux. On saisit la peau avec les deux mains, en faisant un mouvement comme un rouleau, puis on la relâche. Ils sont effectués perpendiculairement à la colonne vertébrale.

Ce mouvement s'effectue sur l'ensemble du dos et des deux côtés.

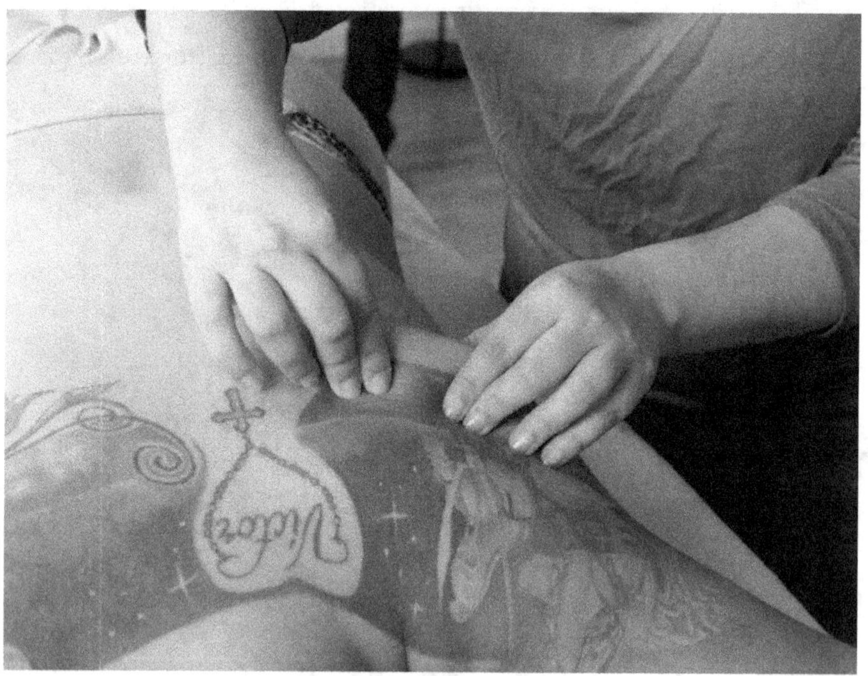

2) Roulements transversaux. Il s'agit du même mouvement, mais effectué parallèlement à la colonne vertébrale.

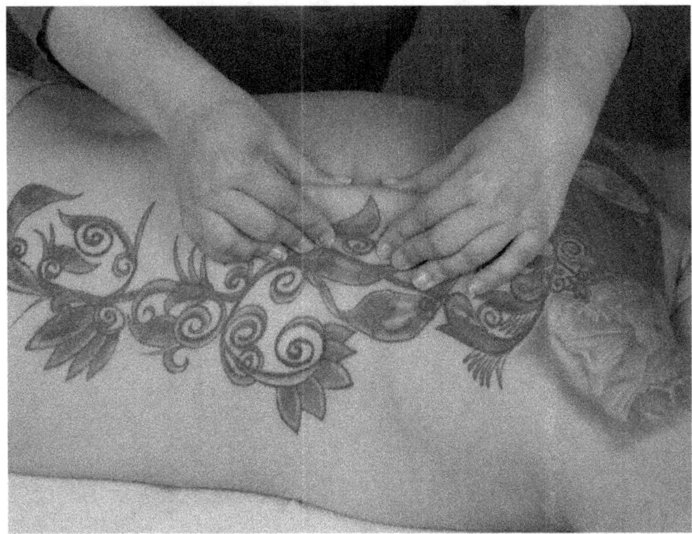

3.Pincement vibrant. Une partie de la peau est saisie entre le pouce et l'annulaire en effectuant un mouvement très bref, puis relâchée.

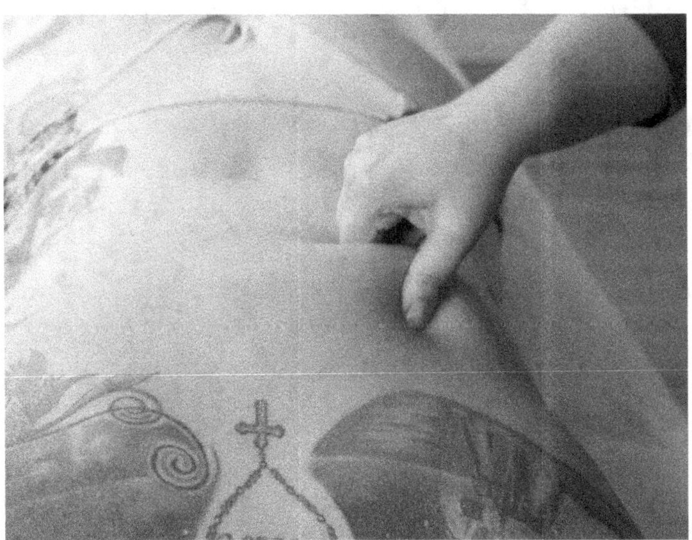

4. Cisaillement de l'omoplate. Le bras du patient est placé, tordu sur le dos (dans le bon sens) tandis que le tranchant de la main est utilisé pour cisailler l'intérieur de l'omoplate le plus loin possible.

Nous commençons les pressions avec les paumes de la main. Pour ce faire, les mains sont placées de part et d'autre de la colonne vertébrale, en commençant par le sommet et en continuant le long de toute la colonne vertébrale jusqu'à ce que l'on atteigne les fesses. Cette phase peut être répétée plusieurs fois.

Ensuite, on procède de la même manière que précédemment, mais en appuyant cette fois avec le pouce sur l'ensemble de la colonne vertébrale. Cette phase peut également être répétée plusieurs fois.

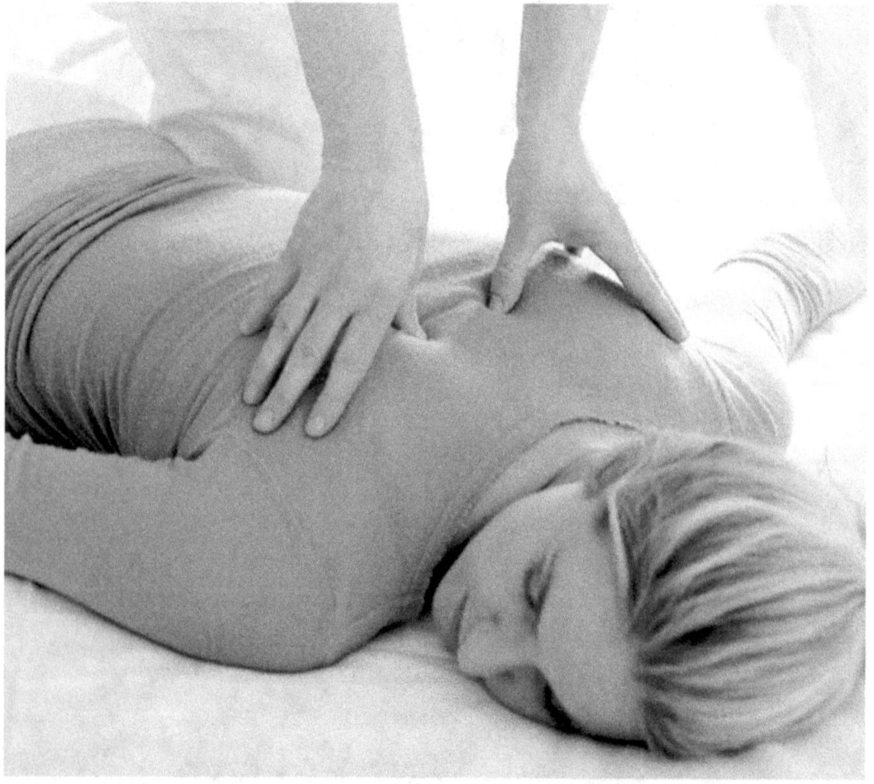

Les pressions ci-dessus peuvent être effectuées confortablement derrière la tête du patient, mais elles peuvent également être effectuées à partir d'autres positions latérales.

Ensuite, on procède à ce que l'on appelle l'étirement de la colonne vertébrale.

Pour ce faire, une main est placée sur la partie supérieure de la colonne cervicale et l'autre sur la partie inférieure de la colonne, au niveau des hanches.

Le masseur étire la colonne vertébrale en utilisant le poids de son propre corps.

Les étirements en diagonale peuvent également être effectués en procédant de la même manière, en plaçant une main sur une omoplate et l'autre sur la hanche opposée.

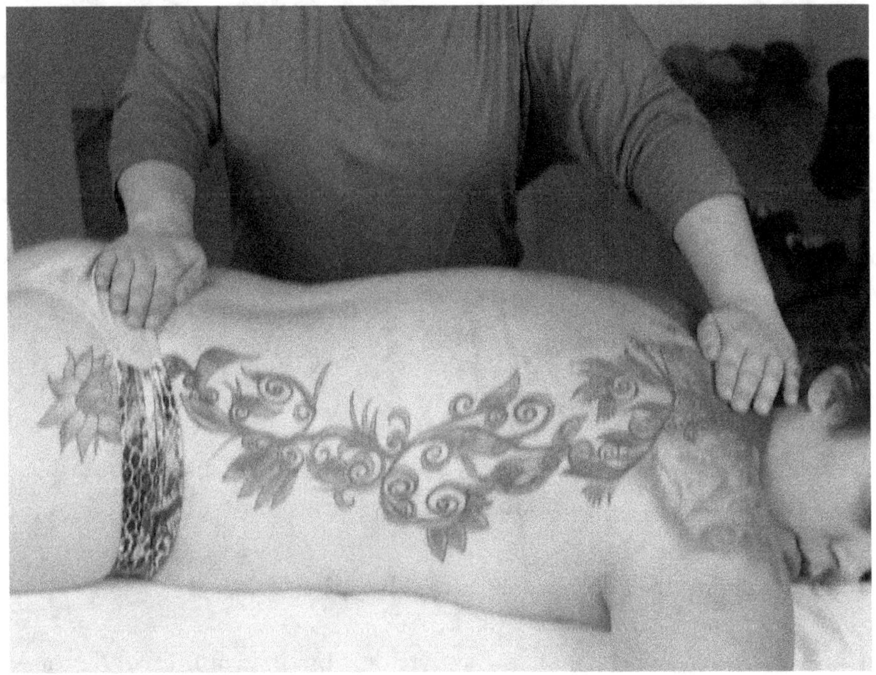

À ce stade, les deux mains sont placées sur le coccyx tout en effectuant un mouvement de torsion et en appuyant de manière contrôlée.

Nous poursuivons avec la "marche sur la colonne vertébrale", un processus par lequel, en utilisant les deux mains, l'une sur l'autre (la main inférieure servant de coussin), nous pressons les deux côtés de la colonne vertébrale, du bas vers le haut.

Lorsque la colonne cervicale est atteinte, l'étirement de la colonne est à nouveau effectué. L'ensemble du processus peut être répété plusieurs fois.

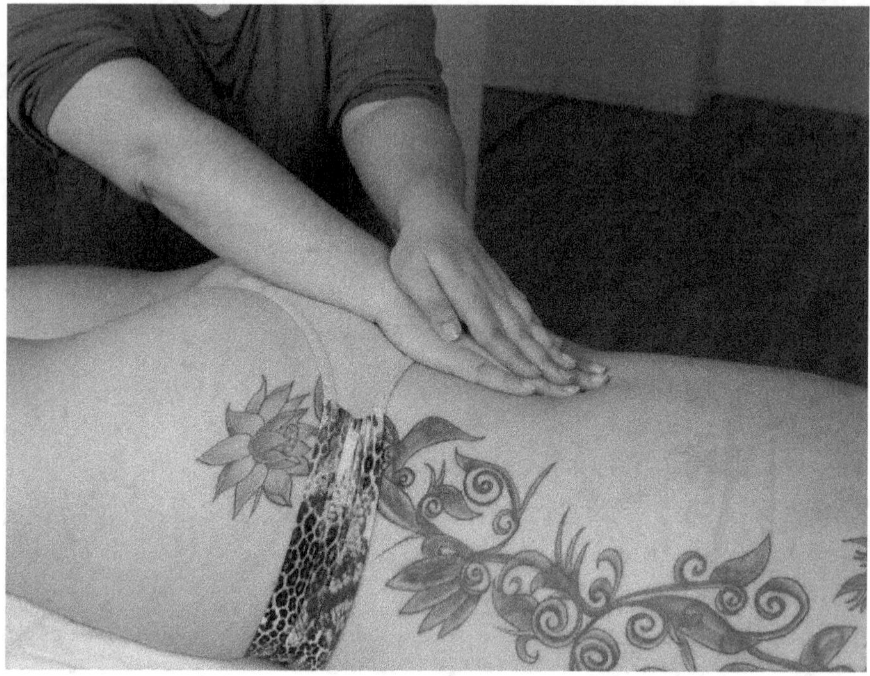

La manœuvre suivante est l'"étirement latéral", qui consiste à marcher de manière contrôlée avec les deux mains, en étirant le dos latéralement.

Une main s'étire vers la droite et l'autre vers la gauche.

Vous pouvez terminer par une manœuvre de vibration, en utilisant le coude comme courroie de transmission.

Vous placez le coude sur différentes parties du dos et vous le faites vibrer. L'effet est relaxant.

L'HUILE.

Mettez de l'huile dans vos mains et étalez-la sur tout le dos, et même un peu sur les jambes comme indiqué ci-dessus, pour créer un sentiment d'unité.

Massez toute la partie supérieure du dos en effectuant de larges mouvements circulaires. Faites-le sans hâte, plutôt lentement, en alternant différentes pressions, jusqu'à ce que vous voyiez la personne se détendre.

Pétrissez les grands muscles de la colonne vertébrale à l'épaule, entre le pouce et les autres doigts, de manière coordonnée avec les deux mains.

Ensuite, alternez différents mouvements circulaires avec le pouce sur différentes zones du dos.

Se placer derrière la tête et pousser avec la paume des mains en mouvements circulaires de haut en bas, en suivant la colonne vertébrale et en s'ouvrant vers l'extérieur. La manœuvre est effectuée plusieurs fois, en couvrant à chaque fois une zone plus large, jusqu'à ce que vous finissiez par ouvrir vers l'extérieur à partir de la zone des fesses.

Il faut ensuite répéter les mêmes manœuvres, mais en pressant et en frottant avec le pouce. Cette manœuvre est plus délicate et peut même être utilisée pour des traitements chiropratiques, donc si vous n'avez pas la préparation adéquate, elle doit être effectuée sans pression excessive.

Vous pouvez également utiliser vos doigts pour effectuer de légers zig-zag sur les vertèbres, en massant les contours. Je répète qu'il faut le faire très doucement.

MASSAGE DES HANCHES

PRESSION.

Je sépare le massage des hanches du massage du dos pour des raisons péda-gogiques, mais il doit aller de pair avec le massage du dos dans son ensemble. C'est pourquoi il faut d'abord effectuer le massage par pression du dos et des hanches, avant de passer au massage à l'huile du dos et des hanches.

Avec les talons de vos mains, localisez la cavité sur les côtés des fesses, juste derrière la saillie de l'os de la hanche. Les doigts dirigés vers l'intérieur, appuyez avec la base des mains vers l'intérieur. Répétez la manœuvre plusieurs fois.

Dans le sacrum, le triangle osseux situé à la base de la colonne vertébrale, repérez les quatre paires de trous ou foramens par lesquels passent les nerfs rachidiens.

Une fois repérés, comme pour le dos, on trace une ligne imaginaire sur laquelle on va d'abord appuyer avec la paume de la main, en direction du bas, plusieurs séquences. On fera ensuite de même avec le pouce.

L'HUILE.

Pétrir les fesses en utilisant les techniques de la main entière et du pouce, avec des mouvements circulaires et différentes profondeurs et vitesses, comme expliqué au dos.

Vous pouvez également utiliser une manœuvre très similaire à celle que nous avons effectuée dans la partie pression, mais cette fois en pétrissant, mobilisant et entraînant les côtés des hanches et des fesses vers le centre, dans un mouvement de rassemblement avec les deux mains en même temps. Ce mouvement se fait avec les deux mains et d'un bout à l'autre, de façon répétée.

MASSAGE DES JAMBES (POSTÉRIEUR)

PRESSION.

D'abord avec toute la paume, puis avec les deux pouces en même temps, on presse toute la longueur de la jambe, de bas en haut.

Pour ce faire, on trace une ligne imaginaire le long de la jambe et on la parcourt en exerçant différentes pressions. Lorsque nous atteignons le sommet, nous recommençons une autre série. On fait cela plusieurs fois. D'abord avec la paume, puis avec les pouces.

Lorsque la pression est exercée avec les pouces, un petit mouvement circulaire peut être effectué sur le point, sans générer de déplacement.

Ne pas appuyer sur l'arrière des genoux.

L'HUILE.

Il faut être prudent si la personne a des varices. Dans ce cas, le massage doit être très doux.

Tout d'abord, on étale à nouveau de l'huile sur les deux jambes, tout en intégrant cette partie à des mouvements amples sur le dos et les fesses.

Une fois cette étape franchie, on commence le massage sur l'une des jambes. Le massage commence du bas vers le haut.

On commence par mobiliser toute la zone de la cheville et des mollets par des mouvements amples. On pétrit avec des mouvements circulaires avec les deux mains.

Ensuite, on fait de même en pétrissant avec les pouces. Nous effectuons plusieurs séries.

On termine par un drainage lymphatique, d'abord avec la paume ou le talon de la main, puis avec les pouces.

Pour le drainage, on utilise un pouce derrière l'autre (si on le fait avec les pouces) ou une main derrière l'autre (si on le fait avec les mains), en remontant progressivement, lentement et fermement le long du mollet.

Le mouvement doit être rythmé et continu.

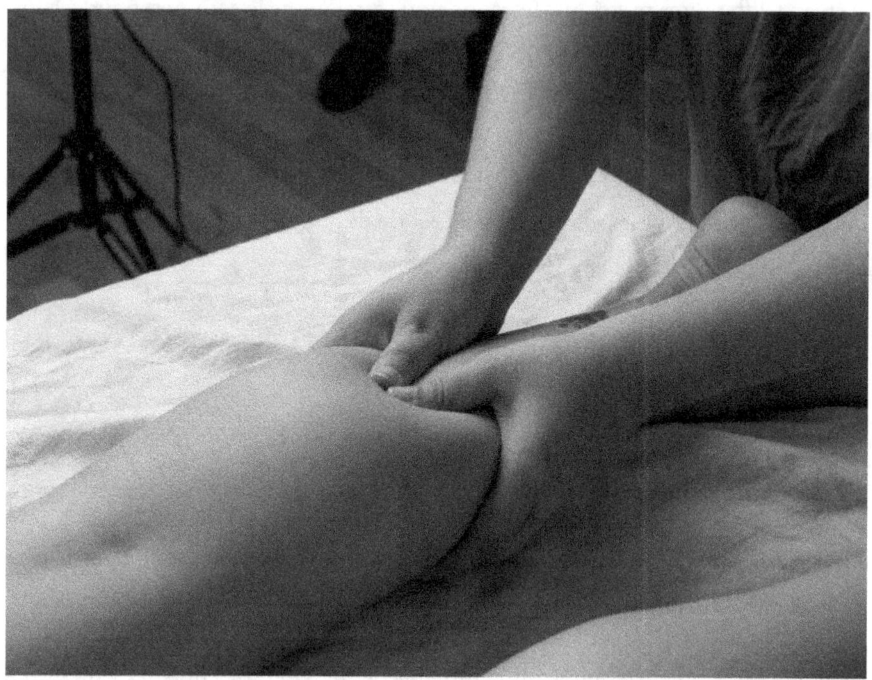

Le même processus est répété avec la partie supérieure de la jambe : les cuisses.

Il se termine par un mouvement de rotation circulaire enveloppant, dans lequel toute la cuisse et la fesse sont mobilisées en un seul passage.

MASSAGE DES PIEDS

HUILE.-

Le principal problème de cette zone, même pour ceux qui la trouvent excitante, est le chatouillement. Mais cette difficulté est facilement surmontée si la personne qui effectue le massage sait ce qu'il faut faire.

Avec un peu d'huile sur la paume des mains, recouvrez tout le pied avec des mouvements amples et fermes.

Tenez le pied entre vos mains, fermement, l'une au-dessus et l'autre au-dessous. Effectuez un mouvement de frottement avec les deux mains, en direction des orteils, encore et encore.

Vous pouvez tenir le pied par le talon avec une main ou le placer sur votre jambe et le masser avec l'autre main.

Effectuez des mouvements circulaires lents et fermes avec vos pouces, en frottant fermement la plante. Effectuez également des mouvements de pouce ou de jointure en ligne droite le long de la plante. Appuyez fort pour éviter les chatouilles.

Expérimentez et trouvez des zones que votre partenaire peut trouver stimulantes. Entraînez-vous à écouter. Il est très difficile de savoir quels endroits sont agréables pour telle ou telle personne.

Il faut donc toujours écouter. L'endroit préféré, en particulier pour les femmes, est la voûte plantaire. Faites glisser votre pouce fermement, avec des pressions et des vitesses différentes, sur toute la zone. Répétez l'opération plusieurs fois jusqu'à ce que vous découvriez ce qui vous plaît et ce qui vous déplaît.

Poussez ensuite doucement les orteils vers le haut, en tendant tout le système tendino-articulaire du pied. Puis, dans le sens inverse, saisissez avec la main et étirez les orteils vers le bas. Vous pouvez alterner les deux manœuvres plusieurs fois. C'est très agréable et sain.

Une autre manœuvre délicieuse consiste à tenir le pied avec les deux mains et, tout en frottant dans le sens des orteils, à le presser, comme pour le traire, le long des bords d'une manière ferme et délicieuse. Vous pouvez alterner les deux mains pour ne jamais lâcher le pied.

Vous pouvez également prendre les orteils un par un et les étirer doucement, en faisant glisser vos orteils entre eux. Prenez un orteil à la fois entre votre index et votre pouce. Commencez par la base et éloignez votre main du pied, tout en tirant doucement sur l'orteil. Trouvez l'équilibre entre rudesse et sophistication. Utilisez beaucoup de lubrifiant et soyez attentif à la réaction.

MASSAGE CERVICAL

Une fois que la personne s'est retournée, nous pouvons commencer par l'avant du corps. Pour le massage des cervicales et de la tête, on peut soit ne pas utiliser d'élément glissant du tout, soit utiliser un peu de crème hydratante, mais jamais d'huile sur le visage.

En général, il est préférable de masser le cou par le bas que par le haut. La seule difficulté est d'obtenir une pression ferme sans soulever la tête de la personne.

Commencez par poser vos doigts l'un contre l'autre sur les côtés du cou de votre partenaire, en décrivant des cercles, en bougeant et en pétrissant les muscles profonds.

En vous plaçant derrière la tête et en utilisant le majeur de chaque main, appuyez sur les deux côtés de la colonne cervicale, à un centimètre d'intervalle, de la base du crâne à la base du cou.

Amenez vos doigts sur le bord extérieur des principaux muscles de la nuque et appuyez avec les deux mains, avec le majeur, à intervalles d'un centimètre, de la base de la nuque vers le haut.

Terminez par un étirement de la nuque. Placez les doigts sous le cou, les pouces pointant vers les clavicules et la base des mains sous la mâchoire. À partir de cette position, vous devez vous étirer vers la tête fermement, sans brusquerie.

MASSAGE DE LA TÊTE. FACIAL

C'est l'une des zones les plus relaxantes. Les pressions doivent être fermes, en général, mais plus douces lorsqu'elles s'exercent sur les cavités.

1) Friction sur le cuir chevelu. Passer les mains dans les cheveux, en frottant en direction de la nuque.

2.Étirer les cheveux. Pour ce faire, saisissez des mèches de cheveux et tirez doucement.

Tenez la tête au niveau des tempes et, avec un pouce à côté de l'autre, appuyez sur le centre du front, là où naissent les cheveux, du centre vers l'extérieur, en direction de la tempe. Tracez une ligne imaginaire pour couvrir tout le front. Inclure les sourcils.

4.Placez vos pouces sur vos paupières et maintenez une légère pression tout en effectuant d'imperceptibles torsions, très doucement.

5.Continuez à descendre le long du visage en ouvrant les pouces vers l'extérieur.

6.Placez les pouces sous le nez, près des lèvres, et ouvrez-les avec le même mouvement vers l'extérieur.

7.Placer les pouces sur le coin de la bouche et tourner doucement sur le point. Ouvrez vers l'extérieur.

8.Placez les pouces sous la lèvre inférieure et ouvrez vers l'extérieur.

9.Arrivé au niveau du menton, l'entourer avec le pouce et, avec l'auriculaire, frotter doucement le menton le long de la gorge, en faisant le tour complet jusqu'à l'oreille.

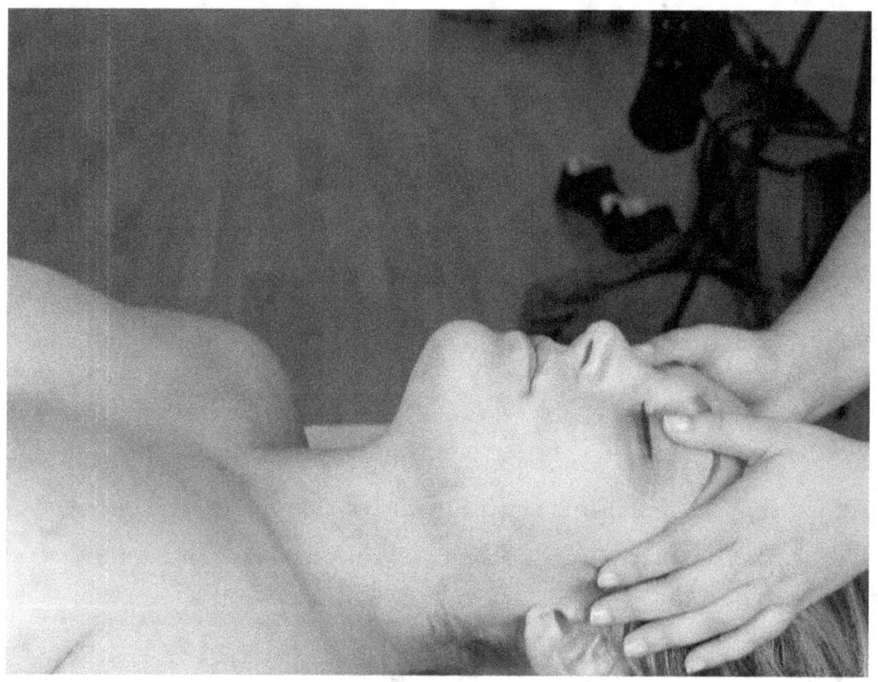

MASSAGE DU TORSE ET DE L'ABDOMEN

PRESSION.

Situées derrière la tête, les pressions sont diverses et visent à détendre et à tonifier.

- Placez la base des mains dans les cavités formées entre la poitrine et l'articulation de l'épaule, avec les doigts positionnés vers l'extérieur, en entourant la courbe des épaules. Pressez à partir du hara et des épaules.

- Placez les mains paumes vers le bas, sur les côtés, au niveau du muscle pectoral, les pouces reposant sur la poitrine, dans l'espace entre deux côtes. Penchez-vous en avant et appuyez doucement, avec votre pouce, jusqu'à la sortie du sternum. Passez ensuite à la côte suivante et répétez la même procédure. Parcourez toute la partie supérieure de la poitrine, en évitant les seins chez les femmes.

L'HUILE.

L'être humain affronte le contact social avec la partie antérieure de son corps. Par conséquent, l'état de notre torse a des répercussions sur la manière dont nous nous sentons et dont nous sommes en relation avec les autres. D'un côté, il y a la cage thoracique, avec les côtes, qui protège le cœur et les poumons, et de l'autre, la paroi abdominale, plus souple et non protégée. Il faut donc garder à l'esprit qu'en massant cette zone, nous massons une partie de la personne particulièrement vulnérable et sensible, et que les massages doivent donc toujours être doux.

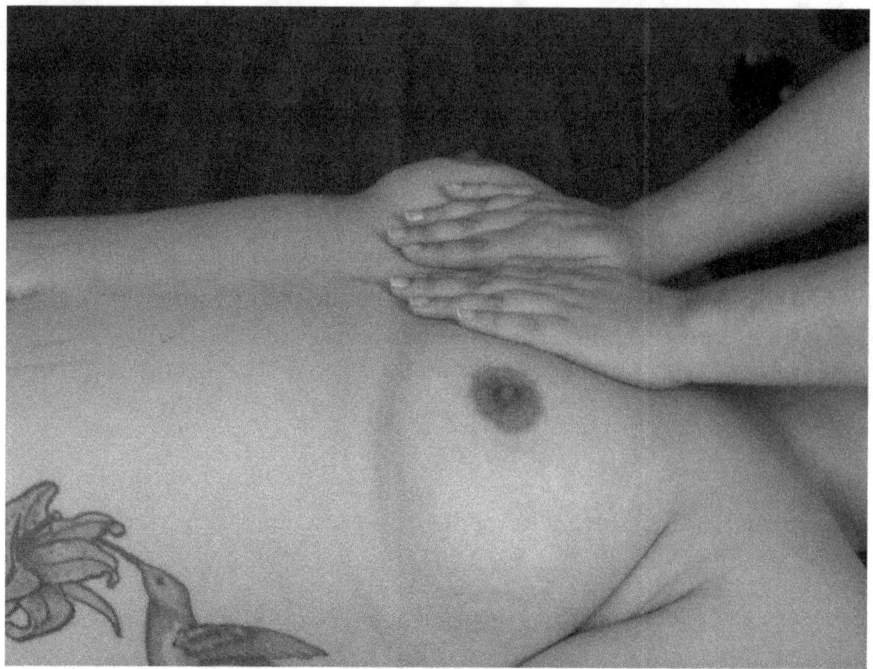

Commencez le massage par des frictions lentes, fermes et larges.

- Massez toute la poitrine avec des mains bien lubrifiées, en effectuant des mouvements larges et circulaires. Descendez sur les côtés.

- Posez doucement vos mains sur la partie supérieure de la poitrine. Puis les faire glisser lentement le long de la partie centrale, en s'adaptant à la forme du corps (en évitant tout d'abord le contact direct avec les seins chez les femmes) jusqu'à atteindre l'abdomen, où l'on ouvre les mains vers l'extérieur et on les fait remonter le long des côtés jusqu'à retrouver la position de départ sur la partie supérieure de la poitrine. Cette manœuvre peut être effectuée plusieurs fois, en variant son amplitude, de la torsion au début du ventre à la torsion sous le nombril.

MASSAGE DES SEINS CHEZ LA FEMME

Le massage des seins se pratique avec de l'huile.

1) Poser délicatement les mains sur les seins, sans toucher les mamelons, les laisser immobiles.

2.Avec de l'huile tiède, étalez-la doucement sur les seins, avec des mains plates et des mouvements amples. N'oubliez pas d'aller jusqu'aux aisselles et ne vous concentrez pas sur la partie centrale. Vous pouvez même inclure les épaules.

3.En passant sur les mamelons, massez doucement et fermement le tissu mammaire, sans jamais retirer les doigts de la peau ni perdre le contact, tout en massant la zone.

4.Faites-le comme si vous serriez la main de quelqu'un.

5.Effectuez de petits mouvements circulaires du bout des doigts.

6.Certaines femmes aiment qu'on leur presse les seins. Saisissez d'une main une grande partie du sein et pressez-le assez fermement. Ce que vous ferez dépendra de la taille et de la dureté de ses seins.

7.Expérimentez différents types de caresses et de pressions, tout en écoutant ce qu'elle aime. Écoutez... écoutez toujours. Et ne vous fiez pas à vos expériences précédentes.

8.Lorsque vous arrivez aux mamelons, essayez toutes sortes de caresses : frottez, secouez, tenez fermement entre vos doigts, pincez, saisissez et augmentez progressivement la pression jusqu'à ce que vous sentiez que vous devez vous arrêter.

9.Saisissez fermement les mamelons, puis vibrez en augmentant la pression, sans que vos doigts ne lâchent le mamelon. Répétez l'opération en faisant vibrer toute la main, pincez plusieurs fois puis relâchez... Poussez le sein vers l'intérieur et massez-le, puis tirez vers l'extérieur... tirez vers l'extérieur et tordez (cela dépend de la femme). Les possibilités sont infinies et il faut s'entraîner à écouter pour donner ce qu'elle demande.

10.Les glaçons semi-séchés sont également très efficaces, en les faisant glisser lentement vers les mamelons ou même sur les mamelons.

11.Ensuite, vous pouvez huiler votre corps et le frotter sur elle, comme expliqué dans la section sur les massages corporels. Vous pouvez frotter votre Lingam sur ses seins.

12.Parfois, lorsque l'excitation atteint des niveaux élevés, vous pouvez rendre le traitement plus dur. De nombreuses femmes sont très excitées par les sensations extrêmes, alors que certaines seulement apprécient la douleur. Tout cela doit être fait en pratiquant toujours l'écoute, la sensation et la fluidité. C'est pourquoi la connexion est cruciale et les recettes de massage en boîte ne sont pas d'une grande utilité, même s'il est bon de connaître les outils pour pouvoir les appliquer.

MASSAGE DU TORSE DE L'HOMME

La poitrine est une zone très érogène pour la plupart des gens, même si beaucoup d'hommes considèrent que ces plaisirs ne sont pas masculins et n'en sont donc pas conscients ou se les refusent. C'est pourquoi la femme doit parfois faire preuve de patience et de pédagogie pour amener l'homme à un état de relaxation qui lui permette d'admettre que certaines caresses sont agréables.

1. s'approcher progressivement des mamelons, pour les éviter par des mouvements circulaires tout autour.

2. frotter de façon répétée les mamelons et le sein avec la paume ou le dos de la main.

3.Faire rouler le mamelon entre le pouce et l'index. Agiter doucement le doigt sur le mamelon, d'abord doucement, puis avec plus de force.

4.Frottez la pointe avec le bout d'un doigt.

5.Le prendre entre le pouce et l'index et le pincer jusqu'à ce qu'il dise stop.

Après avoir fait plusieurs incursions dans l'abdomen lors de l'entraînement des pectoraux, il est temps de le travailler plus spécifiquement. C'est une zone très sensible, il faut donc descendre doucement et faire une petite pause avant de commencer. En guise d'introduction.

- Commencez par faire de larges mouvements circulaires dans le sens des aiguilles d'une montre.

- Vous pouvez ensuite faire des cercles plus petits.

- Faites des spirales avec les doigts des deux mains, autour du ventre.

- Plus tard, vous pouvez faire des mouvements en ramassant d'un côté à l'autre, avec les deux mains en même temps.

MASSAGE DES JAMBES (PRÉCÉDENT)

PRESSION.

- Pressez avec la paume de la main, très doucement, le long de la jambe, en commençant par les chevilles, jusqu'à ce que vous atteigniez la hanche.

- Lorsque vous passez le genou, déjà sur la cuisse, vous pouvez faire deux lignes ou trajets différents : l'un sur la partie antérieure, l'autre sur la partie intérieure de la cuisse.

- Lorsque vous effectuez le coup de pression sur la partie intérieure de la cuisse, il est nécessaire de plier la jambe au niveau du genou, puis de la fléchir vers l'extérieur.

- Ces mêmes trajets précédents peuvent être effectués en pressant avec les pouces seuls, ou en tenant le muscle entre les doigts et en pressant en même temps entre le pouce et les autres doigts.

L'HUILE.

Après avoir appliqué de l'huile sur les deux jambes, vous pouvez commencer à travailler chaque jambe individuellement.

- Posez vos mains sur les chevilles et faites-les glisser le long de la partie centrale de la jambe jusqu'à la hanche, puis redescendez jusqu'à la cheville. Répétez cette manœuvre plusieurs fois.

- Effectuez ensuite des frictions circulaires avec les deux mains, en répétant le même parcours que précédemment, jusqu'à la hanche. Descendez ensuite, mais sans faire de frictions circulaires, en utilisant les paumes de vos mains à l'extérieur et à l'intérieur de celles-ci. Répétez cette opération plusieurs fois.

- Effectuez ensuite des frictions circulaires, cette fois avec les pouces, en suivant le même chemin et en descendant sur l'extérieur et l'intérieur de la jambe avec les paumes.

- Comme pour le massage par pression, une fois arrivé au niveau de la cuisse, vous pouvez effectuer deux lignes de travail : l'une sur le devant de la jambe et l'autre sur l'intérieur. Dans les deux cas, il faut alterner les frictions circulaires et les caresses avec toute la main et celles effectuées avec les doigts.

- Lorsque vous atteignez la hanche, descendez une main le long de la face interne de la cuisse, tandis que l'autre main masse l'articulation de la hanche dans un mouvement circulaire.

- Lors du massage des articulations : jambes et bras, il est également possible d'effectuer des exercices d'étirement passif des jambes ou des bras, ce qui procure des sensations très agréables. Pour ce faire, saisissez d'une main le talon du pied par le dessous et de l'autre le pied par le dessus. Penchez-vous en arrière jusqu'à ce que vos bras soient tendus et étirés. Soulevez ensuite votre pied de quelques centimètres et, tout en étirant votre jambe, secouez-la légèrement dans un mouvement de va-et-vient. Vous pouvez revenir lentement vers l'avant et répéter le processus.

MASSAGE ÉROTIQUE, COMMENT DONNER DU PLAISIR

D'un point de vue puriste, il existe une grande différence entre le massage tantrique et le massage érotique occidental. Cependant, le massage érotique peut devenir tantrique s'il est pratiqué avec une transcendance spirituelle.

Voici quelques conseils pour faire de votre séance de massage tantrique quelque chose de spécial.

- Bien que nous ayons déjà dit que le massage est un plaisir à double sens, vous devez, en tant que donneur, vous concentrer sur votre partenaire plutôt que sur vous-même. Essayez de trouver ce qui le satisfait et non ce qui vous donne le plus de plaisir à masser.

- Soyez créatif. Évitez les répétitions ennuyeuses et accompagnez ce que vous faites d'autres formes de stimulation possibles. Par exemple, vous pouvez utiliser, selon le degré d'implication, outre vos mains, d'autres parties de votre corps telles que votre bouche, votre souffle, vos organes génitaux, vos cheveux ou votre voix.

- Utiliser d'autres parties du corps. Bien que, pour des raisons d'espace et de temps, j'aie surtout décrit le massage des mains, vous pouvez utiliser n'importe quelle partie de votre corps pour le massage. Vous verrez combien de sensations sont éveillées

- Ne prenez rien pour acquis et ne généralisez pas. Chaque personne est différente. Dans mes cours de massage, les hommes ont tendance à généraliser sur ce que les femmes aiment et n'aiment pas. Prendre quelque chose pour acquis limite votre capacité à écouter et à vivre dans l'ici et le maintenant, limitant ainsi votre succès en tant que donneur de plaisir.

- Ne limitez pas le plaisir à des idées préconçues. La seule limite est votre imagination.

Pour qu'une séance de massage soit à la fois satisfaisante, amusante et significative, il est très important d'éveiller autant de sens que possible chez le partenaire. L'objectif est d'aiguiser les sens. Réduire une séance de massage à une rencontre entre les mains et le corps peut certes être merveilleux et extatique, mais cela laisse de côté toute une série de possibilités et de plaisirs.

- Vous pouvez utiliser l'eau comme support, au lieu d'une salle de massage froide. Dans l'eau, il y a une connexion avec l'essence naturelle primitive qui est en chacun de nous.

- Nourriture et boisson. Dans une certaine mesure, la combinaison de la nourriture et de la boisson avec le massage ajoutera de la sensualité à l'événement.

- Jouer avec le chaud et le froid. L'utilisation de sensations extrêmes et antagonistes a pour effet de rendre ces sensations plus clairement appréciées et perçues. Par exemple, faites glisser un glaçon fondant sur une peau chaude en effectuant de longs mouvements provocateurs. Vous pouvez également passer une bougie près du corps pour en ressentir la chaleur. Laissez libre cours à votre imagination.

- Dites-lui des mots agréables à l'oreille. Toutes les femmes aiment entendre une voix chuchoter à leur oreille, par exemple "J'aime tes seins" ou "Qu'aimerais-tu que je te fasse". Chaque personne est différente et il n'y a donc pas de règle en la matière.

- Utilisez vos organes génitaux pour masser

- Utilisez votre langue et votre souffle. Vous pouvez lécher une partie de votre corps avec votre langue, puis la sécher en soufflant.

- Utilisez des sons excitants pendant que vous caressez et massez.

- Utilisez vos cheveux, surtout si vous êtes une femme, pour provoquer et donner des sensations agréables.

- Massez tout votre corps (bodymasagge). La sueur, les sécrétions autour des mamelons et d'autres parties du corps contiennent des substances sexuellement attirantes pour le sexe opposé.

BODY MASSAGE: LE CORPS COMME INSTRUMENT DE MASSAGE

Le massage corps à corps, également appelé Body massage, est un type de massage proposé dans le cadre des massages érotiques offerts dans les centres et salons de massage en Orient et en Occident. Mais il ne s'agit pas d'une invention récente, puisqu'il trouve son origine dans l'Inde ancienne.

Il s'agit d'un massage particulièrement destiné aux hommes, mais qui peut également s'appliquer aux femmes. Le massage corps à corps est une approche à la fois manuelle et corporelle. En d'autres termes, le massage est effectué avec les mains, mais le corps entier du masseur est également utilisé. Pour cela, il est nécessaire que le masseur soit nu ou presque.

Il comprend des caresses, des pressions sur certaines parties du corps, ainsi qu'un contact corps à corps.

Le massage corps à corps devrait être le début de la deuxième phase du massage, lorsque nous commençons à travailler d'un point de vue plus érotique.

Il peut marquer le moment où le masseur se déshabille ou enlève plus de vêtements. L'aspect visuel peut être un plus, c'est pourquoi une salle avec des miroirs, où la personne qui reçoit le massage peut voir l'ensemble de la séance de différents points de vue, sans manquer un détail, est importante, surtout pour les hommes qui sont plus visuels.

Ce type de massage trouve ses racines dans le massage dansé interactif tibétain de type corps à corps.

Il commence le massage par les pieds du client, en massant avec ses mains. Il remonte ensuite le long des jambes et commence à utiliser son corps : il applique ses avant-bras et effectue des mouvements lents et profonds sur les jambes et le dos.

Puis, avec son torse nu, elle commence à caresser doucement le corps du client, en stimulant les zones de plaisir, faisant de la séance une expérience intense au cours de laquelle le client peut également caresser le corps de la masseuse.

Puis le client se retourne pour que la masseuse puisse utiliser ses mains et son torse pour travailler sur le front.

La fin est délicieuse : le massage Lingam et Yoni, dont vous aurez envie de profiter.

MODULE IV
ANATOMIE GÉNITALE

ANATOMIE GÉNITALE FÉMININE

IL EST TRÈS IMPORTANT de connaître l'anatomie féminine pour savoir quoi toucher et comment le faire.

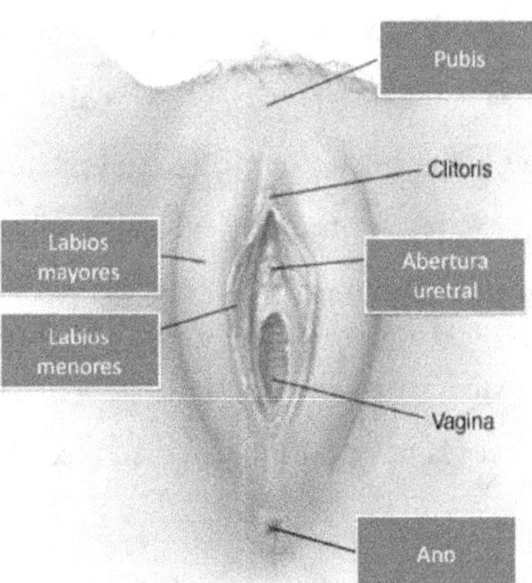

La vulve d'une femme, son organe génital externe, est aussi unique et irremplaçable que son visage. L'anatomie féminine elle-même fait qu'il est difficile pour les femmes d'observer leurs organes génitaux, car ils sont essentiellement internes.

Si vous observez les organes génitaux d'une femme, jambes écartées, de la manière dont le massage Yoni est pratiqué, vous verrez quatre structures :

1.Le mons pubis, qui forme le renflement de la partie inférieure du ventre.

2.Les grandes lèvres

3.Le périnée, qui forme la zone entre l'ouverture du vagin et l'anus.

4.l'anus.

La vulve peut sembler inclinée vers l'avant ou vers l'arrière (vers l'anus), selon l'âge et la morphologie du corps. La vulve d'une femme mince donne la sensation d'être située plus bas que celle d'une femme qui a pris du poids.

Le mons pubis est essentiellement constitué de tissu adipeux, probablement pour protéger le pubis lors des rapports sexuels. Cependant, il possède de nombreuses terminaisons nerveuses, ce qui en fait une zone très attrayante pour le massage.

Les grandes lèvres sont deux plis de peau qui protègent et cachent les parties internes de la vulve. Elles peuvent être ridées, tout comme le scrotum masculin, car elles proviennent des mêmes structures du développement fœtal. Lorsqu'une femme est sexuellement excitée, les grandes lèvres s'élargissent et leur couleur vire au rouge, au rose, au brun, voire au noir.

Le périnée et l'anus possèdent tous deux de nombreux vaisseaux sanguins et terminaisons nerveuses, et réagissent donc très bien aux stimuli du massage.

Lorsqu'une femme ouvre davantage les jambes, il est possible de voir d'autres structures.

Les petites lèvres, qui, bien que qualifiées de petites, peuvent être plus grandes que les grandes lèvres. Chez de nombreuses femmes, les petites lèvres dépassent des grandes lèvres. Si elles sont ouvertes, on peut voir qu'elles sont reliées en haut, près du gland du clitoris.

Comme les petites lèvres sont reliées au capuchon du clitoris, les poussées effectuées dans le vagin pendant les rapports sexuels le stimulent indirectement, ce qui explique pourquoi, outre les sensations produites par le pénis dans son action à l'intérieur du vagin, les rapports sexuels sont si excitants et agréables pour une femme.

Le gland du clitoris est partiellement recouvert par un capuchon ou prépuce, qui est attaché à la peau recouvrant le corps de l'organe. Comme chez l'homme, ce capuchon ou prépuce peut être enlevé, de sorte que l'extrémité ou la tête soit plus proéminente.

Un clitoris court et mince peut avoir un prépuce long et charnu, tout comme un clitoris épais et long peut avoir un prépuce court et mince.

Le gland du clitoris est constitué de tissu érectile, tout comme le gland du pénis.

Lorsqu'une femme est excitée, le gland de son clitoris s'élargit, tout en devenant plus sensible. Cependant, il reste mou, contrairement au corps du clitoris. On peut sentir le corps du clitoris en passant le doigt d'un côté à l'autre, juste au-dessus du gland. La plus grande partie du reste se trouve à l'intérieur du bassin. On sait aujourd'hui que la partie externe du clitoris d'une femme est minuscule par rapport à la partie interne du clitoris. Le clitoris entier est probablement plus grand qu'un pénis et a une forme de Y inversé.

Juste en dessous du clitoris se trouve l'ouverture de l'urètre, qui est très sensible à la stimulation, et, plus bas, le vagin. Sur ses bords, on trouve quelques bosses ou fragments de peau, vestiges de l'hymen : une membrane de tissu mince et fragile qui entoure ou recouvre partiellement l'orifice externe du vagin.

Le vagin n'est pas une caverne creuse, mais ses parois sont généralement en contact l'une avec l'autre. Lorsque vous y introduisez un doigt, vous constatez qu'il va de l'arrière vers le haut. Au sommet, sur la paroi supérieure, se trouve ce que l'on appelle le point G. Et si l'on descend plus profondément, on trouve un corps rigide d'environ 2 à 4 cm, avec une fente au milieu ; c'est le col de l'utérus, qui peut augmenter plusieurs fois de taille en cas d'excitation.

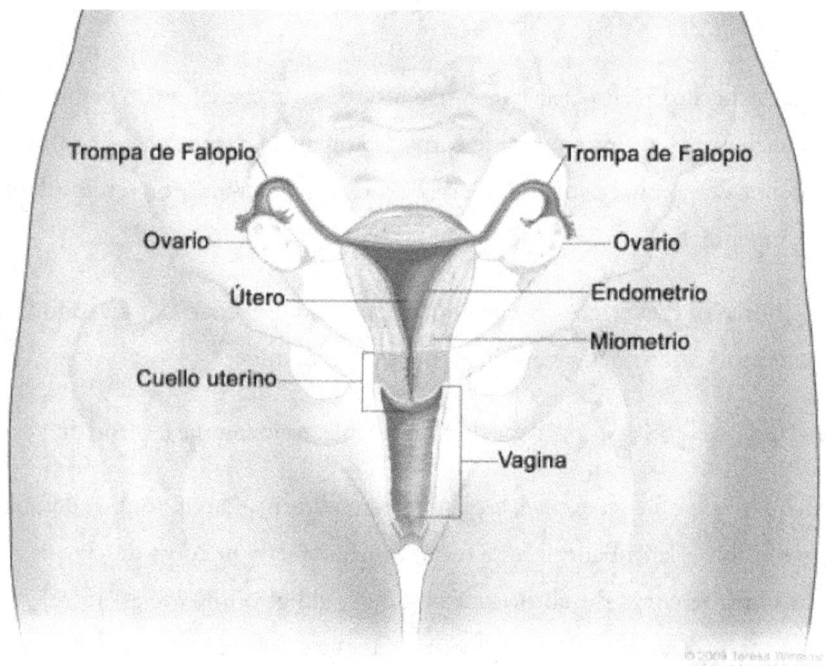

L'utérus est un organe musculaire de la taille et de la forme d'une poire, dont la pointe est dirigée vers le bas. Le col de l'utérus forme un angle avec le corps de l'utérus.

La grande majorité des femmes éprouvent des sensations très agréables au niveau de l'utérus et du col de l'utérus pendant l'orgasme. L'intensité de la stimulation directe que ces organes peuvent tolérer est très variable, insupportable pour certaines femmes alors que pour d'autres elle peut être charmante.

De chaque côté, à l'extrémité supérieure du vagin, se trouvent les ovaires. Ils ne sont pas faciles à trouver, mais peuvent être atteints avec une bonne pratique. Certaines femmes apprécient leur stimulation, mais la grande majorité ignore cette possibilité ou ne l'apprécie pas.

On sait aujourd'hui que la partie externe du clitoris d'une femme est très petite par rapport à la partie interne du clitoris. L'ensemble du clitoris est probablement plus grand qu'un pénis et a une forme de Y inversé.

LE POINT G

Le médecin allemand Ernst Grafenberg a été le premier, dans les années 1950, à suggérer l'existence d'une "zone érotique de 1 à 2 cm à l'intérieur du vagin qui provoque des orgasmes par stimulation mécanique directe". Ces idées sont passées inaperçues jusqu'en 1982, date à laquelle, après plusieurs études, la sexologue Beverly Whipple a publié son livre The G-spot and other discoveries about human sexuality (Le point G et autres découvertes sur la sexualité humaine).

Depuis lors, la science occidentale (en Inde, on parlait déjà depuis des siècles de zones plus sensibles à l'intérieur des organes génitaux féminins: les points sacrés) a commencé à chercher ce qui, dans la partie antérieure du vagin, pouvait offrir un plaisir plus intense.

Cependant, la science n'a pas beaucoup avancé dans la recherche du fameux point G, jusqu'en 2009, lorsque la Française Odile Buisson a publié une hypothèse très intéressante: le point G n'est rien d'autre qu'une zone du vagin à partir de laquelle il est possible d'entrer indirectement en contact avec le clitoris interne.

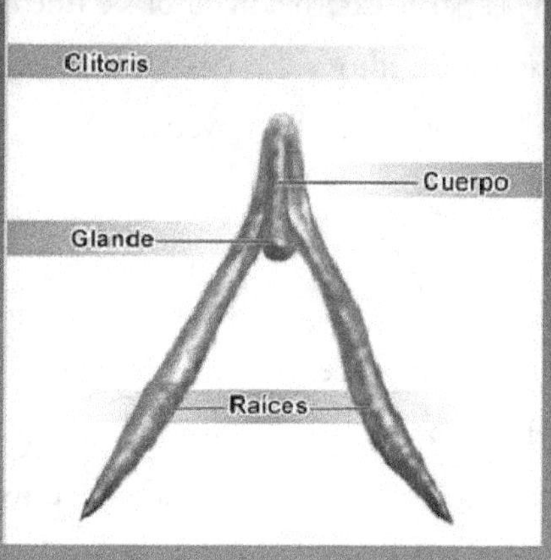

On sait aujourd'hui que la partie externe du clitoris d'une femme est très petite par rapport à la partie interne du clitoris. L'ensemble du clitoris est probablement plus grand qu'un pénis et a une forme de Y inversé. Les deux proviennent de la même structure embryonnaire, mais le pénis se développe vers l'extérieur alors que le clitoris se développe vers l'intérieur. La partie externe que nous voyons du clitoris n'est que son gland, équivalent au gland masculin, et à l'intérieur il a un corps beaucoup plus grand, avec des corps caverneux et spongieux qui, comme le pénis, s'élargissent également pendant l'excitation sexuelle. Odile Buisson a montré, à l'aide d'échographies, que lorsque le clitoris est en érection, ses parties internes sont très proches du vagin, ce qui pourrait expliquer la sensibilité accrue de certaines zones.

D'autres études utilisant l'imagerie par ultrasons ont mis en évidence des différences dans l'épaisseur de l'espace urétro-vaginal entre les femmes ayant eu des orgasmes de contact avec le point G et celles qui n'en ont pas eu. Avec toutes ces données, Buisson a conclu que le point G était la zone du vagin où la pression, favorisée par l'étroitesse de l'espace urétro-vaginal, pouvait atteindre et stimuler la partie interne du clitoris.

ANATOMIE DES ORGANES GÉNITAUX MASCULINS

La taille, la forme et l'apparence d'un Lingam sont uniques. En général, les hommes attachent une grande importance à leur pénis et à sa taille, même si, à moins qu'il ne soit très petit, il n'a pas d'impact mécanique sur le processus sexuel. Lorsque vous voyez un homme nerveux ou timide à propos de son pénis, prenez le temps de lui montrer que vous l'appréciez et l'aimez.

Le pénis se compose de la tête (gland), de la tige et de la racine (cachée à l'intérieur de la tige). S'il n'a pas été circoncis, un capuchon de peau, le prépuce, recouvre le gland. Ce morceau de peau glisse sur les structures adjacentes.

Le prépuce est le plus important pour l'excitation de l'homme, car les sensations les plus érotiques lors d'un massage Lingam ou d'un rapport sexuel proviennent du prépuce lui-même, du frenulum (une petite bande de peau sur la face inférieure du gland) et du gland du pénis. Le prépuce n'est donc pas un morceau de peau supplémentaire sans valeur, comme le disent certains médecins, et ne doit pas être enlevé, sauf en cas de problèmes de santé graves.

Le pénis comporte trois structures érectiles. Elles ressemblent à des éponges cylindriques, vides lorsque l'organe est flasque, qui se remplissent de sang et deviennent rigides lorsque l'homme est excité.

L'un de ces cylindres est situé dans la partie inférieure du pénis, entourant l'urètre et se terminant au niveau du gland : le corps spongieux.

Les deux autres cylindres sont situés de part et d'autre du pénis et sont appelés les corps caverneux.

Chacune des deux artères principales du pénis passe au centre de chaque corps caverneux. Le sang quitte le pénis par les veines superficielles. Lorsqu'un niveau de sang suffisant est atteint dans les corps caverneux pour maintenir une rigidité optimale, le phénomène dit de veino-occlusion se produit, fermant la porte à l'écoulement du sang des corps caverneux, qui devrait normalement sortir par ces veines. Il en résulte une érection.

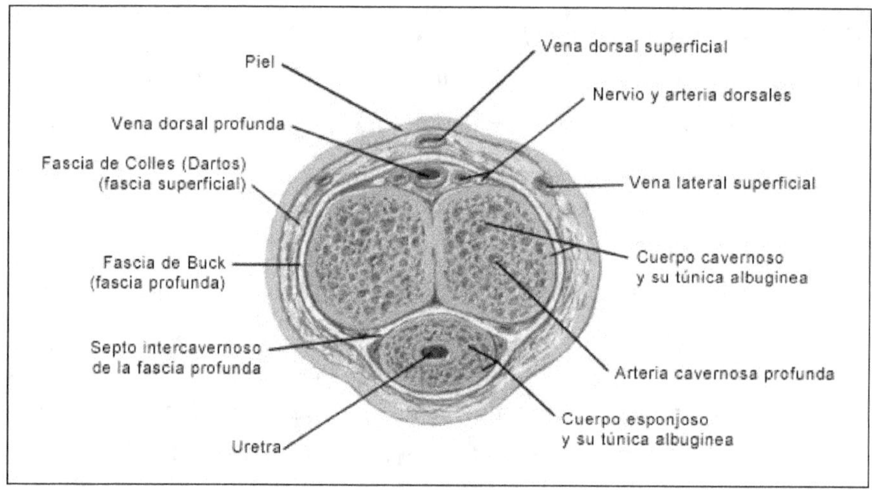

Les testicules sont suspendus entre les deux parties de la racine du pénis, dans une poche de peau ridée appelée scrotum. La position des testicules est contrôlée par les muscles de la paroi du scrotum qui peuvent se contracter en tirant les testicules vers le haut lorsqu'il fait froid, ou se détendre et les laisser tomber lorsqu'il fait chaud.

Les testicules produisent des spermatozoïdes et des hormones. Le massage des testicules entraîne une augmentation de la testostérone dans le sang. Le reste est composé de plus de 200 protéines différentes, ainsi que de vitamines et de minéraux, dont la vitamine C, le calcium, le chlore, l'acide citrique, le fructose, l'acide lactique, le magnésium, l'azote, le phosphore, le potassium, le sodium, la vitamine B12 et le zinc. Le sperme contient également plus de 50 composés, dont des hormones, des endorphines, des neurotransmetteurs et des immunosuppresseurs, ainsi que des protéines antimicrobiennes qui combattent les bactéries, les virus et les champignons. Le sperme contient également des substances qui stimulent l'humeur, telles que la cortisone, l'estrone, l'ocytocine, l'hormone de libération de la thyrotropine, la prolactine, la mélatonine et la sérotonine.

LE POINT G MASCULIN

La prostate est située à la base de la vessie. De la taille d'une châtaigne, elle produit des liquides qui forment le sperme. La prostate est le siège de ce que l'on appelle le point G chez l'homme. Il s'agit en fait des parties sensibles et sexuellement stimulantes de la prostate, qui peuvent être massées extérieurement ou même intérieurement en insérant un doigt dans l'anus.

D'autre part, de nombreux hommes trouvent que l'anus et le bas du rectum sont des zones très sensibles à la stimulation sexuelle. L'anus possède de nombreuses terminaisons nerveuses et de nombreux vaisseaux sanguins qui l'irriguent et produisent ainsi du plaisir.

D'un point de vue fondamental, lorsqu'une zone particulièrement sensible du corps est gorgée de sang, il en résulte une sensation très agréable. Et nous ne parlons pas seulement des zones sexuelles, puisque l'orgasme dit "du bodybuilder" est bien connu dans le monde du sport, qui se produit lorsqu'un muscle est pompé et irrigué de sang et génère une sensation très agréable.

Lorsque l'homme atteint l'orgasme, les contractions des muscles pelviens poussent le sperme et les fluides produits par les organes sexuels internes dans le bulbe urétral, où ils se mélangent, avant l'éjaculation. La pression exercée par le passage du sperme dans la première partie des voies urinaires est extrêmement agréable. Tout cela, associé aux contractions rythmiques des muscles entourant la prostate, forme l'ensemble des processus auxquels les hommes font référence lorsqu'ils parlent d'orgasme.

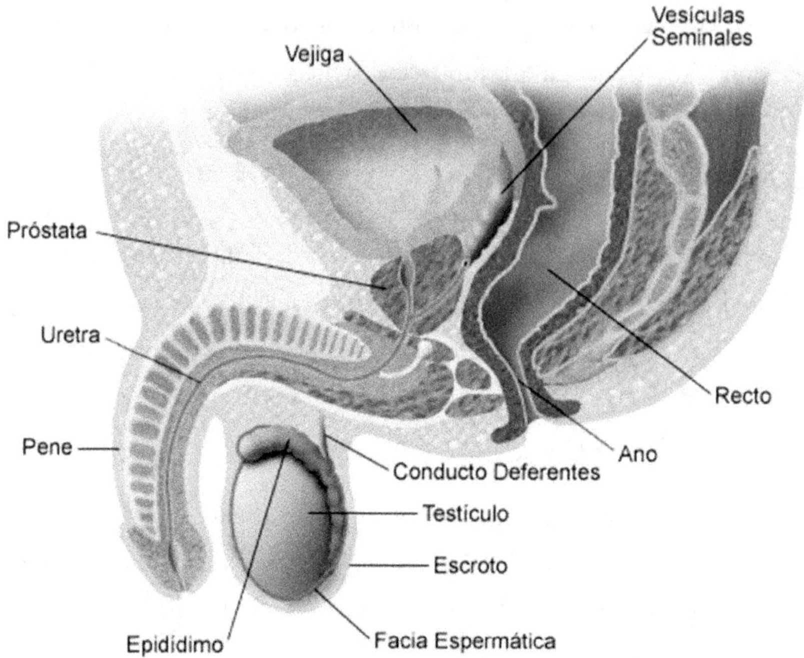

Rappelons que l'érection du pénis est produite en tenant compte des éléments suivants :

- La stimulation sensorielle. Le toucher, l'odorat, le goût, l'ouïe sont très importants, même si, pour beaucoup d'hommes, c'est peut-être la vue qui prédomine. Néanmoins, n'hésitez pas à danser avec lui, à lui murmurer quelque chose à l'oreille, à le toucher avec votre corps, à l'embrasser passionnément. Jouez, libérez-vous : c'est le plus important.

- Il n'y a pas de muscles dans le pénis. L'homme est le seul mammifère qui n'a pas besoin de muscles ou d'os pour maintenir une érection. C'est pourquoi nous sommes les seuls animaux à avoir du plaisir. Les chats et les chiens, par exemple, ont un os à l'intérieur de leur pénis pour maintenir une érection. Lorsqu'ils pénètrent la femelle, ils déchirent généralement son vagin. Ils ont tout de même des rapports sexuels car ils sont nécessaires à la survie de leur espèce. Le mâle, grâce à la stimulation sensorielle, remplit de sang les corps caverneux, une vasoconstriction se produit à la base et l'érection est maintenue.

- L'orgasme n'est pas le but mais le début du tantra. Grâce à lui, bien éveillé et canalisé par les chakras, les déséquilibres émotionnels et mentaux peuvent être guéris, et même certains degrés de conscience peuvent être atteints.

- Le muscle pubococcygien (PC). Il s'agit d'un muscle situé dans le plancher pelvien. Sans entraînement tantrique, ce muscle est faible et involontaire. Il est très important pour le taoïsme. Un contrôle adéquat permet de surmonter l'incontinence urinaire, l'éjaculation précoce, etc. Une fois ces problèmes résolus et ce muscle renforcé, la Kundalini peut s'éveiller doucement, l'énergie de l'orgasme peut monter et circuler à travers les chakras pour atteindre le samadhi.

MODULE V

LA MÉMOIRE CELLULAIRE ET LA THÉRAPIE DE LIBÉRATION PAR LE MASSAGE

Les anciennes traditions orientales savent que l'origine de l'être humain est cosmique. Vous êtes un microcosme à l'intérieur d'un macrocosme. La recherche scientifique moderne sur les fractales certifie clairement la véracité d'un ancien postulat qui se lit comme suit :

"Ce qui est en bas est en haut ; ce qui est en haut est en bas".

Votre système biologique fait partie d'un écosystème supérieur, où les règles d'équilibre et de fonctionnement sont les mêmes.

Ce n'est pas seulement votre cerveau qui stocke les souvenirs de ce qui vous est arrivé ou de ce que vous portez dans votre héritage familial, social ou d'espèce. Cette mémoire, par le biais d'un processus de vases communicants, est également enregistrée dans chacune de vos cellules sous la forme d'une fréquence personnalisée qui les entoure et les conditionne à réagir à certaines circonstances selon un modèle de comportement appris.

Aucune expérience n'est perdue et tout est imprimé et enregistré dans l'esprit de vos cellules. Dans la mémoire de vos cellules est écrit le programme complet de votre existence.

Il est important de transcender les concepts de "mental", "corps" et "esprit", car ce ne sont que des concepts linguistiques créés par l'esprit humain pour tenter de définir les différents niveaux d'expérience et qui forment le voile de Maya, cette toile d'araignée qui nous empêche de voir la réalité essentielle des choses.

Or, l'être humain est une entité multidimensionnelle. Chaque point de la mémoire cellulaire contient l'information complète de tout votre être. Cette information est accessible à chaque cellule du corps. Si l'on réduit une cellule au niveau de l'atome, on s'aperçoit qu'elle est constituée de faisceaux subtils de ce que l'on appelle "l'énergie intelligente". Cette énergie intelligente comprend les informations physiques, mentales, émotionnelles et spirituelles qui proviennent de toutes les expériences de la vie, de l'héritage génétique et des générations passées. Rien de ce que nous vivons n'échappe à l'enregistrement dans l'esprit cellulaire sous forme de mémoire. Ce que nous appelons communément "mémoire cellulaire" est le champ d'énergie cellulaire collectif généré par ces mémoires cellulaires individuelles.

Tout au long de l'existence, chaque être humain vit différentes situations, traumatisantes ou non, qui laissent une fréquence (vibration) spécifique de douleur ou de joie, de peur ou de plaisir imprimée dans ses cellules, qui se propage aux autres comme une ondulation dans un étang. Bruce Lipton, dans son livre Biology of Belief, explique qu'une onde ne peut être annulée que par une autre onde de taille identique et opposée. Ainsi, toute fréquence peut être annulée par une fréquence opposée de même intensité.

Ces expériences traumatisantes s'accumulent dans les tissus du corps sous forme de tensions. Les tissus se durcissent, forment une armure et bloquent le mouvement de l'énergie. Ainsi, ce qui y est stocké influence vos relations avec tout ce qui vous arrive. Cela affecte la façon dont vous effectuez vos tâches quotidiennes et la façon dont vous réagissez au stress, ainsi que la façon dont vous gérez les défis émotionnels de votre vie.

De nombreux enseignants et scientifiques ont parlé dans le passé de la façon dont notre corps stocke des informations dans des banques de mémoire cellulaire et de la façon dont ces charges énergétiques stagnantes nous empêchent de vivre dans le bien-être.

La physique quantique étudie les phénomènes du point de vue de la totalité des possibilités. Le terme "quantique" vient de "quantum", la plus petite unité qui compose la lumière.

Les expériences menées dans les laboratoires les plus avancés de la physique des particules ont montré qu'au plus petit niveau de la matière, celui des particules élémentaires, tout est énergie, ce qui ressemble beaucoup au premier principe hermétique selon lequel tout est esprit.

Pour mieux comprendre, on peut dire que la matière est de l'énergie condensée, et si l'on va plus loin, on peut dire que la matière est de la lumière condensée. La matière et l'énergie ne sont rien d'autre que les deux pôles d'une même essence universelle. L'homme est constitué de cette même substance universelle : la lumière pure et rayonnante.

Avec ces connaissances scientifiques en main, des expressions telles que "l'être humain est un être de lumière" et bien d'autres qui ont été popularisées par diverses religions et philosophies, prennent leur véritable sens. L'Univers et tout ce qu'il contient est un système d'énergies en vibration continue, c'est-à-dire que les molécules qui composent toute matière, y compris notre corps, sont en vibration constante. Notre corps crée donc des bandes d'énergie électromagnétique d'une certaine longueur d'onde, qui lui permettent d'émettre et de recevoir des informations simultanément. Nous sommes ainsi en communication permanente avec une matrice universelle de caractère holographique.

Il s'agit de charges énergétiques. À ce stade, il convient de préciser que les charges énergétiques ont différentes polarités, à l'instar de l'électricité ou du magnétisme.

D'une part, vous êtes confronté à des expériences de joie et de bonheur qui génèrent des champs d'énergie fluides, développant en vous la paix, la confiance, l'amour et la liberté. Ces fréquences vibratoires abondent chez les bébés et les jeunes enfants. On les trouve également dans la nature et chez les animaux. La nature de ces champs d'énergie est de s'écouler et de se déplacer. C'est essentiellement de la lumière.

À l'inverse, certaines expériences douloureuses ou traumatisantes, non digérées et associées à des états émotionnels, génèrent des champs d'énergie contractés et restreints de votre énergie vitale. Ces champs d'énergie, à leur tour, sont générateurs de décisions et de croyances négatives sur nous-mêmes et sur les autres, d'anxiété, de peur et de toute émotion dérivée de la peur, comme la culpabilité, la honte, le malaise, le ressentiment, la colère, etc. Fondamentalement, ces champs d'énergie sont sombres ou manquent de lumière.

Toutes les personnes ont des charges de polarités différentes dans leur structure cellulaire. Lorsque la disproportion entre les champs énergétiques lumineux et sombres est très élevée, un dysfonctionnement général de l'être humain peut être généré.

Il est important de savoir ce qu'est une émotion et comment les réseaux neuronaux sont créés et fonctionnent.

Votre esprit déclenche en permanence des sensations et des sentiments dans votre corps. La façon dont vous pensez conditionne vos sensations et donc le champ énergétique dans lequel vous vous déplacez. Ce champ énergétique est très dynamique et subit des changements permanents qui, la plupart du temps, commencent par vos pensées et vos émotions.

Le cerveau abrite des trillions de cellules appelées neurones ; on dit qu'il y a autant de neurones dans le système nerveux qu'il y a d'étoiles dans notre galaxie. Ces neurones se rejoignent pour former des chaînes neuronales, et toutes les chaînes neuronales constituent le réseau neuronal.

Or, le réseau neuronal est activé par des impulsions électrochimiques générées dans le cerveau. Ce flux d'informations, qui voyage d'un bout à l'autre du système nerveux, est de l'énergie intelligente et voyage d'une cellule à l'autre à une très grande vitesse. Cette énergie intelligente se manifeste dans le cerveau par les neurotransmetteurs.

En effet, les neurotransmetteurs agissent comme des messagers électriques et chimiques que les neurones utilisent pour communiquer entre eux. Ainsi, une simple pensée ou émotion peut déclencher d'énormes quantités de neurotransmetteurs. Lorsqu'un neurone envoie ses neurotransmetteurs aux autres neurones avec lesquels il est connecté, une expérience interne est générée sous forme de sensations et d'émotions, et la relation entre ces neurones crée ce que l'on appelle une chaîne neuronale.

En bref, lorsqu'une pensée ou une émotion surgit, le réseau neuronal est activé et une expérience sous forme de pensée, d'émotion ou de sensation se produit à l'intérieur.

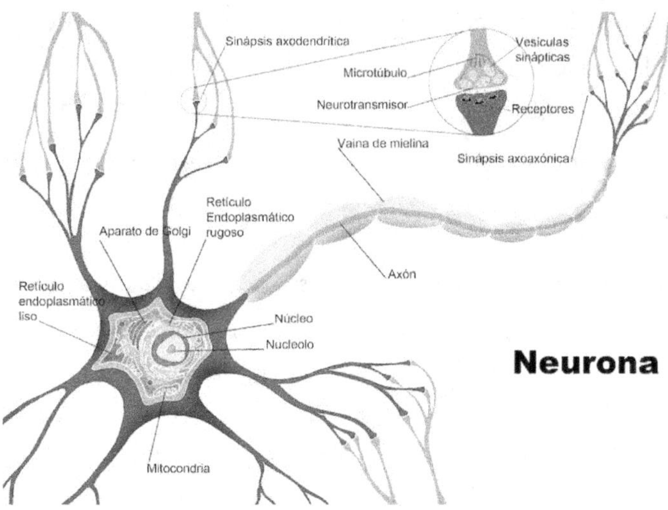

Mais si le même stimulus, avec la même fréquence d'énergie intelligente, est envoyé à plusieurs reprises, créant ainsi un rythme, les chaînes neuronales développent une relation très étroite et intime qui se renforce et se maintient au fil du temps. Les dendrites et l'axone, qui sont comme les bras que possèdent les neurones, s'étendent pour essayer de connecter de plus en plus de neurones voisins, afin de renforcer la chaîne neuronale.

Toutes les dépendances et compulsions connues sont conformes à ce schéma neuro-énergétique qui s'établit aux niveaux intérieurs de l'individu, en dehors des limites de la conscience, mais qui se manifeste à l'extérieur, dans les activités quotidiennes, en fonction de ce qui résonne à l'intérieur.

Lorsque les mêmes schémas de pensée sont utilisés de manière habituelle, ces relations internes sont renforcées et la même réaction émotionnelle est reproduite. En conséquence, vous attirez à l'extérieur les fréquences qui résonnent à l'intérieur.

C'est à partir de la répétition des mêmes schémas que les gens construisent leur image de soi, qui, comme nous le savons, est une réaction aux blessures émotionnelles ou physiques subies dans le passé. Il s'agit simplement d'une image et, en tant que telle, elle n'est pas tout à fait réelle.

Les traumatismes émotionnels commencent à manifester leur déséquilibre dans l'organe ou la glande correspondante. Les traditions anciennes et la recherche de pointe s'accordent sur ce point. Il est donc impossible d'ignorer plus longtemps que la toxicité émotionnelle joue un rôle majeur dans l'obtention d'une santé optimale.

La Yoni et le Lingam, ainsi que leurs muscles pubococcygiens et sacrés respectifs, font partie des zones réflexes les plus importantes du corps, où ces tensions s'accumulent le plus.

Le massage conscient utilisé pour la libération de la mémoire cellulaire est une méthode créée pour trouver et transformer la toxicité émotionnelle. Il nous aide à accéder à ces banques de mémoire de manière pleinement consciente, efficace et sûre.

La libération de la mémoire cellulaire se produit, permettant à toutes les parties - spirituelles, émotionnelles et physiques - de communiquer et de retrouver un état d'équilibre naturel.

Dans le massage conscient de libération de la mémoire génitale cellulaire, nous partons du principe que nombre de nos déséquilibres n'ont pas été causés dans le moment présent, mais qu'ils sont le résultat d'un schéma déjà appris dans l'utérus ou même dans les générations précédentes, c'est-à-dire que nos cellules héritent non seulement de gènes, mais aussi d'un champ énergétique. Vous vous demandez peut-être comment cela peut se produire. La réponse est que les tissus et les cellules qui les forment sont eux-mêmes constitués de molécules, d'atomes et de particules subatomiques qui vibrent à une certaine fréquence.

Chaque fois que vous ressentez une émotion, votre cerveau libère un flux de neurotransmetteurs (neuropeptides) qui circulent dans le système circulatoire jusqu'à atteindre toutes les cellules du corps, en particulier les cellules qui composent l'appareil génital. Ces cellules possèdent dans leur membrane une protéine capable de reconnaître et de réagir avec le peptide qui leur parvient, imprégnant ainsi tout l'organisme de cette émotion. C'est la voie physiologique utilisée par l'organisme pour reconnaître les émotions.

En fonction des neuropeptides générés par votre cerveau, vos cellules percevront quotidiennement un type d'émotion ou un autre, par exemple : la peur, la tristesse ou la frustration chez les personnes déprimées, ou l'espoir, la joie ou l'amour chez les personnes optimistes, capables de trouver la paix intérieure et la sérénité.

Le processus peut être stoppé par la respiration consciente, la relaxation, la méditation, entre autres.

Le massage conscient de libération de la mémoire cellulaire (CML) est une technique qui vous aide dans ce processus en vous permettant de vous connecter à vous-même. Le corps entier est travaillé comme une unité, en accordant une attention particulière, si possible, aux zones génitales.

SYMPTÔMES DE LA RÉPRESSION SEXUELLE

Comme je l'ai expliqué dans la section précédente, le corps réagit à ces tensions en fabriquant des armures, il tente de se rendre invulnérable à la douleur. D'autre part, les organes sexuels sont censurés depuis l'enfance, surtout dans les pays à la mentalité victorienne, puritaine et religieuse, où le sexe est source de culpabilité, de honte et de pudeur.

Tout cela conduit à la répression émotionnelle des sentiments, à leur infantilisation, ce qui a pour conséquence le viol, la violence, le machisme, le féminisme, etc. Tout cela se produit parce que le corps et l'esprit cherchent un exutoire pour libérer la tension émotionnelle réprimée.

Chez l'homme, les tensions se manifestent par un durcissement du lingam ou par une hypersensibilité et une fragilité du prépuce ou du gland, ce qui entraîne une insensibilité. C'est pourquoi il faut davantage de stimulation pour l'exciter. Inconsciemment, cela se traduit par l'attitude suivante : "Ne me touche pas ! "Ne me touchez pas !".

La cuirasse masculine se manifeste également par une tension chronique du sphincter anal, des éjaculations involontaires et une attitude d'anxiété sexuelle, qui crée un besoin continu de stimulation génitale.

Chez la femme, la cuirasse provoque la culpabilité lors de la masturbation, l'obligation de faire l'amour alors qu'elle n'en a pas envie, le fait de ne pas savoir dire "non", l'impossibilité d'atteindre l'orgasme, les fausses couches, les accouchements par césarienne, etc. Lorsque la tension accumulée est très importante, elle produit une insensibilité des tissus génitaux, une tension difficile à relâcher, même en faisant l'amour, et donc une faible réceptivité à l'organe masculin.

Lorsqu'une femme a subi un grave traumatisme sexuel ou intime, ou lorsque son énergie vitale est dispersée, bipolaire, etc., elle peut souffrir d'insensibilité, d'anorgasmie, de rejet envers les hommes, de peurs, de manie des insectes, de conflits avec son côté masculin ou avec l'autorité, entre autres.

Dans le Yoni Tantra, l'une des écritures les plus importantes de l'école indienne Kaula, un "plan de blindage" du Yoni est donné avec ses correspondances émotionnelles (réflexologie génitale). En résumé :

- Petites lèvres. Peur de l'ouverture, honte, désir de cacher.

- Clitoris. Nervosité, manque de confiance, impatience, constriction, colère, infantilisme, insécurité.

- Périnée. Difficulté à se laisser aller au plaisir, engourdissement, peur de l'abandon et de la dépendance.

- Point G. Frustration sexuelle due à la simulation de l'orgasme, anxiété, peur de l'échec, recherche de l'orgasme sans y parvenir, peur du rejet.

- Canal vaginal autour du col de l'utérus. Irritation, attente du pire, besoin, victimisation, fausses couches et traumatismes liés à l'accouchement.

THÉRAPIE DE LIBÉRATION DE LA MÉMOIRE CELLULAIRE

La thérapie de libération de la mémoire cellulaire par le massage Yoni ou Lingam est un processus conçu pour libérer rapidement les blocages qui causent des perturbations physiques, émotionnelles et mentales.

Lorsqu'elle est correctement appliquée, l'énergie sexuelle active des déclencheurs qui stimulent les mécanismes de guérison et de transformation les plus efficaces connus à ce jour : l'état de PRÉSENCE ou de CONSCIENCE avec la libération conséquente des CONTRACTIONS ÉMOTIONNELLES et l'investigation du SYSTÈME DE CROYANCE. Ceci est très nécessaire pour que les schémas énergétiques ne se répètent pas.

En massant correctement ces zones, les femmes et les hommes peuvent guérir les émotions accumulées au fur et à mesure que la mémoire cellulaire se libère, vidant ou débloquant les émotions bloquées et laissant les tissus dans leur état naturel. Dans les situations graves, il est nécessaire de consulter un spécialiste de la technique.

Au cours de ce processus de libération de la mémoire cellulaire, nous accédons à l'énergie intelligente du corps et à sa capacité d'autoguérison. La sagesse du corps nous guide pour explorer les archives qui contiennent les mémoires originelles, les racines du malaise interne. Nous pouvons ainsi découvrir les liens qui nous maintiennent dans le schéma répétitif.

En trouvant la racine, nous reconnaissons le sentiment piégé, nous le laissons s'exprimer sans jugement, sans interprétation, en découvrant les besoins qui l'ont motivé. Nous commençons ainsi à débloquer les nœuds énergétiques créés dans le passé. Lorsque nous débloquons ces nœuds énergétiques, les cellules commencent à éliminer les contractions et à les remplacer par la résonance originale : Goze.

Lorsque l'on travaille sur les zones génitales : Yoni et Lingam, la thérapie nécessite moins de temps, car c'est là que se trouvent nos centres énergétiques, il n'est donc pas conseillé de s'y attarder trop longtemps, car les réactions peuvent être très fortes et, dans certains cas, viscérales. L'énergie sexuelle agit comme un catalyseur pour tout le processus de reconnaissance de la mémoire cellulaire et pour faire prendre conscience des traumatismes qui sont ancrés dans la mémoire cellulaire des tissus du corps.

La technique de libération de la mémoire cellulaire que j'utilise dans le massage conscient permet de localiser l'émotion cachée associée au symptôme physique ou à la tension accumulée dans une certaine zone du Lingam ou de la Yoni. Par la suite, elle est décodée et la guérison est favorisée par la libération de cette émotion ancrée dans la mémoire cellulaire des tissus, à son tour connectée à l'inconscient de l'individu, libérant cette émotion et la transformant en une autre de signe opposé afin qu'elle cesse d'avoir un effet négatif sur la vie.

Il s'agit de reconnaître les fréquences énergétiques, d'essayer de rééquilibrer les zones que nous traversons. Comme je l'ai expliqué avec le simulacre des vagues, lorsque nous trouvons une zone altérée, dans le massage du Lingam ou de la Yoni, il peut arriver que, lorsque nous y restons, la personne subisse un léger spasme ou un mouvement de relâchement de la tension. Il s'agit d'un mouvement libérateur et générateur de conscience avec des effets curatifs. La fréquence est dissoute. Il y a un saut quantique, c'est-à-dire un passage à un niveau de conscience supérieur.

La médecine moderne ne sait pas encore expliquer ce qui se passe dans ce type de guérison, qui évolue apparemment en marge des instruments et systèmes ultra-scientifiques sophistiqués. Les guérisons quantiques, bien que cela puisse sembler un oxymore, se déroulent dans un domaine extérieur à l'appareil médical de haute technologie, consacrant leur attention au domaine du mental, de l'esprit et de la conscience. C'est là que la guérison commence, que l'esprit et la matière se rencontrent, que la conscience devient le générateur d'effets.

MODULE VI

Massage Lingam et Yoni

LE MASSAGE TANTRIQUE LINGAM ou Yoni remonte à la tradition tantrique et taoïste.

Le Yoni est un mot sanskrit qui signifie "vagin" et qui pourrait être traduit par "sanctuaire sacré".

En sanskrit, le mot qui désigne le pénis est Lingam et peut être traduit par "bâton de lumière".

MASSAGE YONI

LES ATTENTES

Le but du massage Yoni est de créer un espace de relaxation et d'intimité pour la femme afin qu'elle puisse entrer dans un état de haute stimulation, en éprouvant un plaisir profond dans son Yoni.

Dans le massage que je propose, le relâchement doit être total et les pressions inexistantes. L'objectif du massage YONI n'est pas l'orgasme, bien qu'il s'agisse d'un effet tout à fait acceptable et souhaitable qui se produit très fréquemment. En fait, à la base, la seule chose qui est recherchée est de pouvoir donner du plaisir et le massage lui-même, qui évite les tensions inutiles. Sur le plan thérapeutique, il peut être utilisé pour guérir des traumatismes et des blocages sexuels.

C'est pourquoi les deux parties peuvent se détendre, en laissant de côté les pressions qui peuvent se traduire par la nécessité d'atteindre l'orgasme sexuel. L'orgasme n'est pas à négliger pendant le massage. Il s'agit plutôt d'un avantage supplémentaire. En fait, l'orgasme pendant un massage YONI est souvent plus satisfaisant, plus complet, plus intense et plus agréable, une expérience merveilleuse qui n'est pas répréhensible.

D'autre part, la personne qui donne le massage ne doit rien attendre en retour, si ce n'est le plaisir de le donner et de partager ce moment avec la personne choisie. Le massage peut être suivi d'une activité sexuelle génitale, mais cela doit être le choix de la personne qui reçoit le massage, et non une imposition ou un échange de "faveurs". Le massage doit être pratiqué pour le plaisir qu'il procure, et non comme un moyen d'obtenir d'autres activités sexuelles.

Cette attitude ouvre l'esprit à un nouveau type de sexualité, tout en créant, comme nous l'avons mentionné plus haut, un nouveau niveau de confiance et d'intimité dans le couple.

PRÉPARATIONS

Réservez suffisamment de temps pour l'exécution correcte du massage, sans précipitation. De préférence, une heure ou plus. N'oubliez pas que, contrairement à l'homme, le corps de la femme a besoin de beaucoup plus de temps pour que la stimulation se développe et porte ses fruits.

Vous devez préparer la situation pour le massage, vous assurer que l'atmosphère est parfaite, en utilisant tous vos sens. Vous devez préparer l'endroit où vous effectuerez le massage, comme indiqué dans le premier module.

Il doit s'agir d'un espace calme, avec une musique douce, des bougies, des coussins, une lumière tamisée, etc. Bref, un endroit qui vous permette de vous sentir à l'aise et en sécurité, détendu et en contact avec vous-même.

Il est recommandé de prendre un bain avant le massage, car il s'agit d'un premier moment de détente, tant pour la personne qui donne le massage que pour celle qui le reçoit. L'hygiène est également très importante pour éviter les risques d'infection. La personne qui reçoit le massage doit veiller tout particulièrement à l'hygiène de ses parties génitales et la personne qui donne le massage doit accorder une attention particulière à ses ongles.

Le rasage des poils pubiens est recommandé, mais pas obligatoire, car il augmente la sensibilité et le plaisir.

Le processus prend du temps et ce temps doit être respecté. Le massage ne doit pas être précipité, mais il faut lui laisser tout le temps nécessaire pour que ses effets soient aussi puissants que vous le souhaitez. Bien entendu, il faut éliminer toute possibilité d'interruption (appels téléphoniques, personnes frappant à la porte, etc.), et surtout les besoins physiologiques, car vous obtiendrez de meilleurs résultats si vous massez avec une vessie et des reins vides.

Vous devez toujours établir une connexion avec votre partenaire, par le biais d'un contact psychophysique, en vous prenant dans les bras, en vous caressant, en vous regardant dans les yeux ou de toute autre manière que vous jugez la plus appropriée pour créer un sentiment et une atmosphère de confiance.

Il convient de souligner une fois encore que vous devez tous deux être aussi détendus que possible.

La première fois qu'une femme reçoit un massage de Yoni peut être une expérience très puissante et intense ; soyez donc préparés et adoptez une attitude d'attention et de douceur.

LA POSITION.

La femme doit s'allonger sur le dos dans une position confortable sur un lit ou par terre sur une natte, avec un oreiller sous la tête, dans une position telle qu'elle puisse regarder la zone de ses organes génitaux et, en même temps, son partenaire si elle le souhaite.

Un autre oreiller doit être placé sous la taille, de préférence recouvert d'une serviette ou d'un objet similaire. Les jambes doivent être écartées, légèrement pliées au niveau des genoux, en exposant le plus possible les organes génitaux. Bien entendu, plus vous utilisez d'oreillers pour rendre la position aussi confortable que possible, mieux c'est. Le donneur doit s'asseoir entre les jambes de son partenaire, également dans une position confortable, les jambes croisées, et également sur un coussin ou un oreiller, ou de la manière la plus confortable.

L'important est que la position dans laquelle se trouve le donneur lui permette d'accéder pleinement et confortablement à la Yoni, ainsi qu'aux autres parties du corps de sa partenaire.

RESPIRATION.

Avant de commencer, les deux parties, le donneur et le receveur, doivent prendre des respirations profondes et relaxantes pour se préparer à la tâche qui les attend.

Important : pendant toute la durée du massage, le donneur et le receveur doivent se rappeler de respirer lentement et profondément et de rester parfaitement détendus.

Il est particulièrement important que le donneur de massage s'en souvienne et qu'il le rappelle au receveur s'il cesse de respirer correctement ou s'il s'arrête complètement de respirer. La respiration profonde est très importante.

PHASES DU MASSAGE

La technique du massage de la Yoni est simple, elle consiste simplement à frotter du bout des doigts, de manière douce, répétitive, circulaire, continue et monotone, chacune des parties de la Yoni. Le donneur laisse le temps à la Sakti d'exprimer ce qu'elle a à exprimer, reste attentif avec affection, respect et amour à toutes ses sensations, la laisse se libérer qu'elle atteigne ou non l'orgasme. Si la situation devient trop insupportable, il la quitte, ne continue pas parce qu'il y aura une autre occasion, il s'allonge à côté d'elle, l'embrasse et lui donne de l'amour et de la compréhension.

Commencez par masser les jambes, le ventre, les cuisses et les seins de votre partenaire, doucement et très doucement, en créant par le toucher un prélude relaxant au moment où vous entrerez en contact avec la Yoni elle-même. Faites cela pendant quelques minutes, sans entrer en contact avec son Yoni, bien que vous puissiez jouer autour. Il s'agit de stimuler la circulation et d'éveiller les sens à la sensualité.

Vous avez maintenant besoin d'une huile ou d'un lubrifiant de haute qualité, dont vous déposerez une petite quantité sur le monticule de la Yoni. La quantité doit être précise, ni trop ni trop peu, juste assez pour déborder de la lèvre extérieure et couvrir toute la partie externe du vagin. Il existe sur le marché des lubrifiants de haute qualité, spécialement conçus pour ce type d'activité. Ils sont disponibles dans les sex-shops, les magazines spécialisés, sur Internet, dans les magasins de vêtements érotiques, etc. Important : ne jamais mélanger des produits à base d'huile avec du latex.

Placez la paume de votre main vers le bas, en recouvrant complètement la zone du Yoni. Vous devez vous rendre compte que ce mouvement est très significatif et d'une importance vitale pour le déroulement du reste du massage.

Vous devez ressentir une connexion spéciale avec votre partenaire à ce moment-là. Commencez par masser doucement le bourrelet du Yoni et étalez le lubrifiant sur l'ensemble du Yoni par des mouvements très doux.

Le massage du Yoni se compose de quatre parties principales, bien qu'il existe des variantes que vous découvrirez par vous-même au fur et à mesure que vous le pratiquerez régulièrement.

1) MASSAGE DES LÈVRES

Une fois le lubrifiant étalé, très délicatement, sachant qu'il s'agit d'une zone particulièrement sensible du corps de la femme, prendre la lèvre externe entre le pouce et l'index, très délicatement, et parcourir la longueur de la lèvre, le long des deux lèvres. Ne vous précipitez pas.

Vous pouvez également passer votre majeur le long de la lèvre. Utilisez vos doigts pour écarter très lentement les lèvres.

Ces mouvements augmenteront la circulation sanguine dans la région et auront pour effet de faire s'ouvrir la Yoni. Le plaisir ressenti par votre partenaire est exquis et, si vous le faites pendant le temps nécessaire, vous stimulerez le désir pour ce qui viendra plus tard.

Faites ensuite la même chose avec les lèvres intérieures, de la même manière, et encore plus doucement. Il est important de ne pas se précipiter, mais de prendre son temps. Vous devez vous détendre et apprécier le massage, sinon ce que vous faites n'a pas de sens. Le massage doit être un plaisir pour la femme comme pour l'homme. La personne qui reçoit le massage peut simplement se détendre et le laisser couler, ou elle peut jouer un rôle plus actif, en massant ses propres seins ou d'autres parties.

Il faut toujours se rappeler de garder une respiration profonde et continue, sans l'interrompre à aucun moment, toujours détendue. Certaines écoles disent que pour augmenter les sensations et le lien entre le donneur et le receveur, ils doivent se regarder dans les yeux autant que possible, en gardant la relation aussi active que possible. Personnellement, je trouve qu'au-delà du premier instant, le donneur ne doit pas s'en préoccuper mais garder toute son attention sur la Yoni. La personne qui reçoit le massage peut, bien sûr, faire des commentaires au donneur sur les sensations qu'elle perçoit et sur l'effet du massage sur elle, lui dire si la pression, la vitesse, la douceur, la profondeur, etc. sont correctes ou comment chaque variable doit être modifiée, augmentée ou diminuée. Important : même si l'on peut parler, il faut limiter la conversation au minimum et se contenter d'évoquer les sensations agréables procurées par le massage lui-même. L'attention doit rester concentrée sur les sensations, car si l'on perd l'attention, on perd aussi l'attention sur les sensations et l'effet du massage s'en trouve considérablement amoindri.

2) LE MASSAGE DU CLITORIS

Après avoir terminé avec les lèvres, remontez lentement jusqu'au clitoris. Massez-le avec votre pouce par des mouvements doux et contrôlés, d'abord de haut en bas, puis par des mouvements latéraux.

Ensuite, avec l'index ou le majeur, vous pouvez effectuer des mouvements circulaires dans le sens des aiguilles d'une montre et dans le sens inverse, en tapotant le clitoris de temps en temps.

Vous pouvez également prendre le clitoris entre le pouce et l'index et le presser légèrement.

Cela excitera sans aucun doute la bénéficiaire, mais vous devez lui rappeler de rester détendue et de respirer régulièrement. La stimulation du clitoris peut éveiller toute une série de sensations chez votre partenaire, car il possède plus de terminaisons nerveuses que n'importe quelle autre partie du corps.

3º) MASSAGE DU VAGIN

Lorsque le degré d'excitation est suffisant, introduisez très doucement le majeur de votre main droite, paume vers le haut, dans la Yoni. Mais d'abord, et cela peut paraître étrange, vous devez demander la permission d'entrer. C'est une façon d'exprimer son respect et sa vénération.

Dans la tradition tantrique, il est recommandé d'utiliser la main droite pour masser la Yoni. Ne l'oubliez pas, car elle est directement liée à la polarité et revêt une importance capitale pour le résultat final, bien que vous puissiez utiliser les deux mains pour augmenter l'intensité ou varier le rythme du massage.

Déplacez lentement votre doigt à l'intérieur du vagin, en le faisant entrer et sortir. Massez très doucement l'intérieur du vagin. Prenez votre temps, allez-y doucement, ne vous précipitez pas et n'augmentez pas la vitesse à l'excès. Variez la vitesse, la force, la forme et la pression des mouvements que vous effectuez.

Commencez lentement et augmentez progressivement le rythme. Vous pouvez alterner différents rythmes pour augmenter votre plaisir. Entraînez-vous à écouter ce qu'elle aime. Votre partenaire peut vous donner des indications sur le rythme qu'il ou elle préfère.

Rappelez-vous toujours que ce que vous faites est un massage et que l'idée principale est de nourrir et de détendre la Yoni. Si tout se passe bien, elle se sentira à l'aise et en confiance.

Une fois à l'intérieur du vagin, imaginez que son Yoni est comme une horloge, la partie supérieure, l'urètre, le clitoris seraient à 12 heures et la partie inférieure près du périnée serait à 6 heures.

Le point G serait situé à 12h30, à une profondeur de 2 phalanges plus ou moins et lorsque vous introduisez le bout des doigts de l'index et du cœur, vous devriez sentir une sorte de coussinet rugueux qui se démarque du reste avec une tension différente et plus de sensibilité. Si vous ressentez du plaisir, tout va bien, sinon massez la zone avec l'index et le majeur, doucement mais profondément.

Tournez votre main, la paume vers le haut, toujours avec le majeur à l'intérieur de la Yoni. Déplacez ensuite votre majeur, comme si vous demandiez à quelqu'un de s'approcher, en le ramenant de la position tendue vers la paume de la main, en le pliant lentement et sans force excessive. Ce mouvement doit vous permettre de localiser une zone de tissu spongieux située juste sous l'os du bassin et derrière le clitoris. Il s'agit du fameux point G, connu dans le tantra sous le nom de point sacré.

De nombreux ouvrages de qualité ont été écrits sur le sujet et peuvent fournir de nombreuses informations fiables à ce sujet. À ce stade du massage, votre partenaire peut ressentir du plaisir, de la douleur, une envie d'uriner, etc. Là encore, vous devez essayer de changer le type de mouvement que vous effectuez avec vos doigts, ainsi que la vitesse, la pression et le rythme. Vous pouvez le faire en cercle, d'avant en arrière ou d'un côté à l'autre. Vous pouvez également insérer le doigt à côté du majeur, mais toujours avec le consentement de votre partenaire, pour tout ce que vous faites. En général, cela ne devrait pas poser de problème et la stimulation de deux doigts ne devrait qu'augmenter le niveau de plaisir et d'excitation de la femme. Comme toujours, nous prenons notre temps, nous ne nous précipitons pas et nous faisons tous les mouvements doucement et avec précaution, aussi doucement que possible.

En même temps, vous pouvez continuer à stimuler le clitoris avec le pouce de votre main droite.

Une autre possibilité, dont vous devriez également discuter avec la personne massée, est d'insérer le petit doigt de votre main droite dans son anus, tout en continuant le massage comme indiqué. Si elle le souhaite, vous pouvez le faire, mais vous devez être clair et ne pas introduire ce doigt dans son vagin par la suite, jamais après être passé par l'anus. De même, pour la stimulation anale, il convient d'utiliser des lubrifiants et d'être encore plus doux qu'auparavant.

Dans le Tantra, on dit que lorsque le pouce est sur le clitoris, le majeur et l'annulaire dans la Yoni et l'auriculaire dans l'anus, on "tient dans sa main l'un des grands secrets de l'univers".

Tout en faisant tout cela avec votre main droite, vous pouvez utiliser votre main gauche pour masser ses seins, ses hanches, ses cuisses ou son clitoris.

Dans ce dernier cas, il est préférable de poser la main sur le pubis, de masser cette zone avec la paume et de stimuler le clitoris avec le seul pouce, en effectuant de légers mouvements de bas en haut. Cette double stimulation procurera sans aucun doute un grand plaisir à la personne qui la reçoit.

Il n'est pas conseillé d'utiliser votre main libre pour vous stimuler en même temps que vous la stimulez, car vous perdriez sans doute de vue ce que vous faites avec votre partenaire. N'oubliez pas non plus que l'idée de ce massage est de lui donner du plaisir et une place à elle, et non à nous. Une grande partie du bénéfice de ce type de massage provient de l'attention qu'elle reçoit.

Une autre zone très sensible est la suivante. L'index et le majeur tournés à l'horizontale, en étirant l'ouverture de 3 heures à 9 heures sur l'horloge imaginaire, repoussez vos doigts vers l'anus, puis lentement et régulièrement en demi-cercle de droite à gauche. Gardez le rythme, en imaginant que vous lissez les muscles autour de l'arrière de la Yoni, en vous concentrant sur les muscles extérieurs. Il n'est pas nécessaire d'insérer les doigts très profondément. Cette passe peut être très stimulante. Vous pouvez pousser vos doigts plus loin, jusqu'à la deuxième phalange. Arrêtez-vous pour vous habituer à l'étirement. Poursuivez le même processus.

Poursuivez le massage en essayant différents styles, mouvements, vitesses et pressions. Respirez toujours correctement, de manière détendue et profonde. Soyez douce et attentive. De nombreuses femmes ont souffert de partenaires sexuels totalement égoïstes et l'attention qu'on leur porte peut être un baume puissant.

Après avoir stimulé l'intérieur de la Yoni, vous pouvez continuer dans le sens des aiguilles d'une montre en faisant le tour de tout le vagin depuis l'extérieur jusqu'à une profondeur de 2 à 3 phalanges. Là où elle dit avoir mal, massez doucement et laissez-la évoquer ce qu'elle vit sous forme de pleurs, d'hallucinations, de rires, de colère, etc. Rappelez-vous ce qui est expliqué dans la section sur la libération de la mémoire cellulaire.

Des émotions fortes peuvent être libérées au cours du massage. La valeur pour elle de ces émotions peut être incalculable. Dans les séances de guérison (ce qui n'est pas inclus dans ce cours mais que je signale pour que vous puissiez voir la portée que peut avoir le massage de la yoni), le masseur encourage la femme à tout évoquer, sans rien refouler, en libérant tout, en lui disant de respirer profondément mais calmement et surtout de ne pas s'identifier à quoi que ce soit. Tout ce qu'elle voit n'est pas réel mais des symboles qu'il faut ensuite interpréter ou des expériences traumatisantes qui font partie du passé et dont il faut se détacher pour guérir. Au cours d'une séance, le thérapeute peut faire le Yoni dans sa totalité ou seulement en partie, peu importe, l'important étant qu'à chaque séance, la personne se retrouve un peu plus détendue et calme après la catharsis qu'elle peut avoir avec les évocations. Lorsque la catharsis est terminée, il la quitte et l'encourage à se détendre profondément pendant un certain temps. La guérison prend au moins plusieurs séances.

LA FIN.

La vérité est que l'orgasme peut survenir au cours d'un massage. En fait, plusieurs orgasmes peuvent se produire, chacun plus fort que le précédent, ce qui est connu dans le tantra sous le nom de "surfer sur la vague". De nombreuses femmes peuvent apprendre à devenir multiorgasmiques grâce au massage du yoni, si elles ont la chance d'avoir un partenaire dévoué et patient, qui leur accorde toute l'attention dont elles ont besoin et qu'elles méritent. Dans ce cas, vous devez veiller à ce que votre partenaire respire régulièrement, sans vous déconcentrer à aucun moment.

Pendant l'orgasme ou le massage, la femme peut ressentir le besoin d'uriner. Cette sensation peut en fait être un besoin d'éjaculer et est facilement confondue. L'éjaculat féminin est un liquide clair qui peut être confondu avec l'urine. Dans la tradition tantrique, cet éjaculat est considéré comme sacré et est appelé "le nectar de la vie". Dans les textes classiques de l'hindouisme, l'amrita est considérée comme la boisson des dieux, qui garantit l'immortalité.

Il est intéressant de noter que la science a découvert que parmi les substances présentes dans le contenu de l'éjaculat féminin se trouvent un certain nombre de substances à haute valeur nutritionnelle : l'antigène spécifique de la prostate, la créatinine, l'enzyme appelée phosphatase acide prostatique FAP (également connue sous le nom d'acronyme PAP pour Prostatic Acid Phosphatase), le glucose et le fructose.

Il est essentiel que la fin du massage soit progressive et non brutale. Continuez à masser jusqu'à ce qu'elle vous demande d'arrêter. Une fois que vous avez arrêté, retirez très doucement et délicatement vos doigts de l'intérieur de la Yoni. Couvrez maintenant sa Yoni avec votre paume, car vous sentez la chaleur qui émane de son corps. Vous pouvez tenir sa main avec votre autre main pendant que vous faites cela. Tout cela se fait avec beaucoup de respect et en essayant de ne pas la déranger. Vous la laissez se reposer sur place, tranquillement, en profitant de ce que le massage du yoni a laissé derrière lui. Vous pouvez également l'enlacer et rester allongé en silence.

Si vous parvenez à maîtriser le massage Yoni et d'autres techniques tantriques, votre vie sexuelle s'en trouvera immensément enrichie et vous apprendrez beaucoup sur la sexualité féminine, ce qui se répercutera sur votre vie de couple.

MASSAGE LINGAM

Le but du massage du Lingam est de créer un espace de relaxation et d'intimité pour l'homme afin qu'il puisse entrer dans un état de haute stimulation, en éprouvant un plaisir profond dans son Lingam.

Le massage tantrique LINGAM renforce le lien d'intimité du couple et constitue un moyen de jouir et d'aider à guérir les mauvaises expériences liées à la sexualité. Cependant, contrairement au massage érotique, l'orgasme et l'éjaculation ne sont pas le but de ce massage. Ce qui est plus important, c'est l'énergie générée dans le chakra racine muladhara qui, si elle est utilisée correctement, peut amener le couple à un état de conscience et de plénitude que les yogis appellent samadhi.

Plus habitués à donner des massages qu'à en recevoir, certains hommes peuvent avoir du mal à se détendre pendant le massage tantrique. Pour commencer le massage, demandez à votre partenaire de s'allonger en écartant les jambes et en plaçant un coussin sous ses hanches pour soulever la zone du Lingam, et un autre sous sa tête pour qu'il puisse voir ses organes génitaux.

ATTENTES.

Dans le massage que je propose, le relâchement doit être total et les pressions inexistantes. Le but du massage LINGAM n'est pas d'obtenir une érection ou un orgasme, ce qui est un effet tout à fait acceptable et souhaitable, mais pas le plus important. En réalité, la seule chose qui est recherchée avec cette technique est de pouvoir donner du plaisir et le massage lui-même.

C'est pourquoi les deux parties peuvent se détendre, en laissant de côté les pressions qui peuvent se traduire par la nécessité d'atteindre l'apogée sexuelle. L'orgasme n'est pas à dédaigner pendant le massage. Il s'agit plutôt d'un avantage supplémentaire. De plus, l'orgasme et l'érection pendant un massage LINGAM sont souvent plus satisfaisants, plus complets, plus intenses et plus agréables, une expérience merveilleuse à laquelle on ne peut rien reprocher.

Une fois que l'homme a été libéré de l'objectif d'atteindre un orgasme, et avec un entraînement adéquat, le plaisir se prolonge dans ce que l'on appelle la "montée de la vague", et peut ou non culminer dans l'éjaculation.

D'autre part, la personne qui donne le massage ne doit rien attendre en retour, si ce n'est le plaisir de donner et de partager ce moment.

Le massage peut être suivi d'une activité sexuelle génitale, mais cela doit être le choix de la personne qui reçoit le massage, et non une imposition ou un retour de "faveurs".

Le massage doit être pratiqué pour le plaisir de l'acte lui-même, et non comme un moyen d'obtenir d'autres activités sexuelles.

Cette attitude ouvre l'esprit à un nouveau type de sexualité et crée, comme je l'ai déjà dit, un nouveau niveau de confiance et d'intimité dans le couple.

PRÉPARATION.

Vous devez préparer la situation idéale pour le massage, en créant l'atmosphère adéquate, en faisant appel à tous les sens. Pour ce faire, vous devez préparer la pièce où vous effectuerez le massage.

Il doit s'agir d'un espace calme, avec une musique douce, des bougies, des coussins, une lumière tamisée, etc. Bref, un endroit qui vous permette de vous sentir à l'aise et en sécurité, détendu et en contact avec vous-même. Il est également conseillé de prendre un bain avant le massage, car il s'agit d'une première détente, tant pour la personne qui donne le massage que pour celle qui le reçoit.

L'hygiène est également très importante pour éviter les risques d'infection. La personne qui reçoit le massage doit veiller tout particulièrement à l'hygiène de ses parties génitales et la personne qui donne le massage doit accorder une attention particulière à ses ongles.

Le rasage des poils pubiens est recommandé, mais pas obligatoire, car il augmente la sensibilité et le plaisir.

Le processus prend du temps et ce temps doit être respecté. Le massage ne doit pas être précipité, mais il faut lui accorder tout le temps nécessaire pour que ses effets soient aussi puissants qu'on le souhaite. Bien entendu, il faut éliminer toute possibilité d'interruption (appels téléphoniques, personnes qui pourraient frapper à la porte, etc.), et surtout les besoins physiologiques, car, en fait, on obtient de meilleurs résultats si l'on masse avec la vessie et les reins vides.

Vous devez vous rapprocher de votre partenaire par le contact physique, en l'étreignant, en le tenant, en le caressant, en le regardant dans les yeux ou de toute autre manière que vous jugez appropriée pour votre relation, afin d'atteindre le niveau de chaleur et de sécurité décrit plus haut.

Il convient de souligner une fois de plus que vous devez tous deux être aussi détendus que possible.

LA POSITION.

Plus habitués à donner des massages qu'à en recevoir, certains hommes peuvent avoir du mal à se détendre pendant le massage tantrique.

L'homme doit s'allonger sur le dos dans une position confortable sur un lit ou par terre sur un tapis, les jambes écartées, avec un oreiller sous la tête pour qu'il puisse voir ses organes génitaux et sa partenaire, et un coussin sous les hanches pour surélever la zone du Lingam, dans une position telle qu'il puisse facilement regarder vers le bas sa zone génitale.

Un autre coussin peut être placé sous la taille, de préférence recouvert d'une serviette ou de quelque chose de similaire. Les jambes doivent être écartées, légèrement pliées au niveau des genoux, en exposant le plus possible les parties génitales. Bien entendu, plus vous utilisez d'oreillers pour rendre la position aussi confortable que possible, mieux c'est. Vous devez vous asseoir entre les jambes de votre partenaire, également dans une position confortable, les jambes croisées, ainsi que sur un coussin ou un oreiller, ou de la manière qui vous convient le mieux.

L'important est que votre position vous permette d'accéder pleinement et facilement au Lingam, ainsi qu'aux autres parties du corps de votre partenaire.

RESPIRATION.

Avant de commencer, le donneur et le receveur doivent respirer profondément, une respiration relaxante qui les prépare à la tâche à accomplir.

Important : pendant toute la durée du massage, le donneur et le receveur doivent se rappeler de maintenir une respiration lente et profonde et une relaxation absolue.

Il est particulièrement important de s'en souvenir et de le rappeler au receveur au cas où il cesserait de respirer correctement ou complètement. La respiration profonde est très importante.

LE MASSAGE.

Commencez par un léger massage sur tout le corps, en évitant la zone du Lingam pendant un certain temps. Cela permettra à votre partenaire de se détendre complètement et de se préparer au contact du Lingam.

Pour commencer, massez les jambes, l'abdomen, les cuisses et la poitrine de votre partenaire, doucement et très doucement, en créant par le toucher un prélude relaxant au moment où nous entrerons en contact avec le Lingam. Faites cela pendant quelques minutes, sans entrer en contact avec leur Lingam, bien que vous puissiez jouer autour. L'objectif est de stimuler la circulation et d'éveiller les sens à la sensualité.

Versez ensuite une petite quantité d'huile sur le Lingam et les testicules. Massez doucement ses testicules. Ensuite, massez doucement la zone de l'os pubien au-dessus du Lingam, puis la zone située entre les testicules et l'anus, appelée périnée.

Le massage du Lingam se divise en trois parties : les testicules, le pénis ou Lingam et le périnée. Je décrirai ci-dessous quelques techniques, mais n'hésitez pas à les modifier au fil du temps. Le pénis est très élastique et solide et peut supporter différentes manœuvres d'étirement, de torsion et de pression.

Il est conseillé d'effectuer le massage de manière ordonnée et de garder à l'esprit que l'orgasme n'est pas le but premier. Pendant chaque phase du massage ou entre chaque technique, vous pouvez donner à votre partenaire un temps d'arrêt pour se détendre s'il ou elle est très excité(e). Il n'y a pas de problème si le pénis est flasque ou s'il alterne entre érection et flaccidité. Certaines techniques fonctionnent encore mieux lorsque le pénis est flasque.

1) LE MASSAGE DES TESTICULES.

Après avoir appliqué du lubrifiant sur toute la zone, commencez par soulever doucement les testicules avec votre main gauche.

Maintenez cette position tout en massant les testicules avec vos doigts et votre paume en alternance.

Pressez doucement et tirez vers l'extérieur, également très doucement.

À ce stade, si le pénis entre en érection, saisissez-le doucement, sans le stimuler par aucun mouvement, et laissez-le reposer.

2) MASSAGE DU LINGAM

Tout en tenant les testicules dans une main, encerclez le Lingam avec l'autre main et faites glisser lentement votre main de la base du pénis vers la tête, puis vers le bas, en effectuant de longs et doux mouvements.

Arrêtez-vous si vous sentez que votre partenaire est très excité et risque d'éjaculer. Le fait de masser le périnée à intervalles réguliers lui permettra de se détendre et de contrôler son éjaculation. S'il éjacule ou si le pénis devient flasque, ne vous inquiétez pas et continuez le massage, à moins que votre partenaire ne vous demande d'arrêter.

Pincez doucement la base avec votre main droite et remontez le long de la tige. Retirez ensuite votre main et répétez l'opération avec la main gauche. Procédez ainsi pendant un certain temps avant de saisir le Lingam par le haut, de le faire glisser le long de la tige et de répéter l'opération avec la main gauche. La tête du Lingam est très sensible et mérite une attention particulière.

D'une main, vous massez le scrotum, les testicules et le périnée. Avec l'autre main, vous allez de la tige du Lingam au gland. Mouvements amples et doux. Lubrifiez bien, utilisez toute votre main, donnez-vous avec passion, respirez profondément et donnez-vous la permission de jouir.

Soyez créatif. Improvisez tout autre mouvement. Libérez-vous de vos blocages et de vos tabous. Ne pensez pas à ce que vous devriez faire, ne projetez rien, soyez silencieux, vide, ressentez chaque geste, observez sans juger. N'oubliez pas que le massage est aussi une forme de méditation, donnez-vous avec passion!

Massez le Lingam avec des mouvements circulaires. Essayez de garder votre partenaire proche de l'orgasme, mais retirez-vous lorsque l'orgasme est sur le point de se produire.

Cela vous aidera à contrôler votre éjaculation et donc à obtenir des orgasmes de plus en plus agréables.

Il est important de ne pas se précipiter, mais de prendre son temps. Vous devez vous détendre et apprécier le massage, sinon ce que vous faites n'a pas de sens. Le massage doit être un plaisir pour la femme comme pour l'homme.

La personne qui reçoit le massage peut simplement se détendre et le laisser couler, ou elle peut jouer un rôle plus actif en se massant elle-même.

N'oubliez jamais de maintenir une respiration profonde et continue, sans l'interrompre à aucun moment, toujours détendue et apaisante.

Le receveur peut, bien entendu, faire part au donneur de massage des sensations qu'il perçoit et de l'effet du massage sur lui, en lui indiquant si la pression, la vitesse, la douceur, la profondeur, etc. sont correctes ou si chaque variable doit être modifiée, augmentée ou diminuée. Important : même si vous pouvez parler, vous devez limiter la conversation au minimum et vous contenter d'évoquer les sensations agréables procurées par le massage lui-même. Vous devez rester concentré sur lui, car si vous perdez votre concentration, vous perdez aussi celle des sensations et l'effet du massage s'en trouve considérablement amoindri.

Tout en continuant à masser son lingam, vous pouvez chercher son lieu sacré. Il se situe entre les testicules et l'anus. Il s'agit d'un petit orifice de la taille d'un petit pois. Massez doucement cet endroit et augmentez légèrement la pression. Cela peut sembler un peu inconfortable au début, mais cette pression vous aidera à contrôler vos orgasmes à l'avenir. S'il est proche de l'éjaculation, vous pouvez exercer une pression à cet endroit, ce qui augmentera l'intensité de son orgasme.

N'oubliez jamais qu'il s'agit d'un massage et que l'idée principale est de nourrir et de détendre le Lingam.

Une autre possibilité, dont vous pouvez également discuter avec la personne qui reçoit le massage, est d'insérer le petit doigt de votre main droite dans son anus, tout en continuant le massage comme indiqué. Si vous le souhaitez, vous pouvez le faire. En outre, vous devez utiliser des lubrifiants et être encore plus doux qu'auparavant.

Pendant que vous faites tout cela avec votre main droite, vous pouvez utiliser votre main gauche pour masser sa poitrine, ses hanches, ses cuisses ou le Lingam lui-même. Si vous optez pour ce dernier, il est préférable d'effectuer de légers mouvements de haut en bas. Cette double stimulation est sans aucun doute celle qui procurera le plus de plaisir à votre partenaire.

Attention : il est déconseillé d'utiliser votre main libre pour vous stimuler en même temps que votre Lingam, car vous perdriez sans doute de vue ce que vous faites avec votre partenaire.

N'oubliez pas non plus que l'idée de ce massage est de lui donner du plaisir et une place à lui, pas à vous. Une grande partie du bénéfice de ce type de massage provient de l'attention portée au bénéficiaire.

Poursuivez le massage en essayant différents styles, mouvements, vitesses et pressions. Maintenez le lien actif. Respirez correctement à tout moment, toujours de manière détendue et profonde. Soyez doux. Beaucoup d'hommes ont souffert de partenaires sexuelles totalement égoïstes et l'attention accordée peut être un baume puissant.

Voici quelques manœuvres de massage du Lingam :

- Faites glisser une main le long du Lingam, lentement mais fermement, en tirant sur le prépuce jusqu'à ce qu'il soit complètement étiré. Maintenez la position pendant quelques secondes et déplacez votre main vers le haut jusqu'à ce que vous couvriez à nouveau le gland. Répétez cette manœuvre lentement et délicatement plusieurs fois.

- Placez le Lingam sur son abdomen et caressez-le en déplaçant les deux mains, l'une derrière l'autre, du scrotum vers la tête. Avec beaucoup d'huile, alternez les mains, d'abord l'une puis l'autre, de façon continue, en gardant toujours au moins une main en contact avec le Lingam.

- Tenez la base du Lingam d'une main et, avec le pouce et l'index de l'autre main, la base du scrotum. Faites tourner le corps du Lingam sur son axe pendant que votre main atteint la tête, dans un mouvement ascendant. Utilisez beaucoup d'huile.

- Le Lingam étant entre vos paumes, frottez vos mains d'avant en arrière, de la base vers la tête. Répétez l'opération plusieurs fois.

- Placez délicatement le prépuce sur le gland et massez. Insérez délicatement un doigt sous le prépuce et faites-le tourner autour du gland. Cette manœuvre de massage n'est pas appréciée de la même manière par tous les hommes.

3) LE MASSAGE DU PÉRINÉE

Le périnée est situé entre la racine du scrotum et l'anus. À un moment donné du massage, vous pouvez incorporer cette zone. Tout en tenant le Lingam vers le haut, commencez à masser à partir de la base du scrotum.

- Pressez profondément en petits cercles à la base de la racine avec le bout du majeur pour stimuler la prostate de l'extérieur.

- Tapotez doucement la zone périnéale.

- Formez un poing et utilisez vos jointures pour masser la zone en profondeur. Écoutez attentivement sa réaction pour ajuster la pression.

Un aspect important du massage Lingam consiste à effectuer des mouvements doux qui dirigent l'énergie sexuelle vers d'autres parties du corps et en particulier vers le cœur, ce qui a pour effet d'éveiller le pôle émotionnel masculin. Ces mouvements doivent être répétés cycliquement pendant le massage avec l'intentionnalité susmentionnée.

LA FIN.

La vérité est que l'orgasme peut se produire pendant le massage. Bien qu'il soit loin d'être courant, comme c'est le cas pour les femmes, que plusieurs orgasmes se produisent, cela peut se produire chez un homme expérimenté qui peut entrer dans ce que l'on appelle la vague et beaucoup de ceux qui ne le sont pas peuvent apprendre à le faire de la main d'une masseuse tantrique expérimentée. Si cela se produit, vous devez veiller à ce que votre partenaire respire régulièrement, sans jamais perdre de vue votre objectif. Même après l'orgasme et l'éjaculation, si c'est le cas, vous continuerez à masser doucement le Lingam jusqu'à ce qu'il vous demande d'arrêter. Une fois que vous avez arrêté, retirez très doucement et délicatement vos mains du Lingam. Faites-le avec beaucoup de respect et essayez de ne pas le déranger. Laissez-le se reposer sur place, tranquillement, en profitant de ce que le massage du Lingam a laissé derrière lui. Vous pouvez également le prendre dans vos bras et rester avec lui.

À propos de l'auteur

Jesús Cediel, avec 30 ans d'expérience, est un expert en tantra traditionnel et néotantra, taoïsme sexuel, sexfulness, entraînement sportif et nutrition. De plus, il possède des compétences dans diverses techniques de massage, telles que le tui-na, le shiatsu, le massage suédois, le massage sensitif, le massage tantrique et la technique de LMC (Libération de la Mémoire Cellulaire), ainsi que dans le domaine de l'ayurveda et du massage sportif.

"L'objectif essentiel de mon travail est de faciliter le chemin vers un état de conscience que les mystiques ont appelé de différentes manières telles que l'illumination, le samadhi ou le moksha, ce qui permet de vivre pleinement et avec joie l'existence, ici (l'espace) et maintenant (le temps)."

Vous pouvez trouver plus d'informations sur son site web: tantramadrid.es